考研神器中医综合速记系列图书

考研神器中医综合速记填空本

中 药 学

田磊◎编著

U0308512

中国中医药出版社

·北 京·

图书在版编目（CIP）数据

考研神器中医综合速记填空本．中药学／田磊编著．—北京：
中国中医药出版社，2020.3
（考研神器中医综合速记系列图书）
ISBN 978-7-5132-6085-5

Ⅰ．①考…　Ⅱ．①田…　Ⅲ．①中药学—研究生—入学
考试—自学参考资料　Ⅳ．① R2

中国版本图书馆 CIP 数据核字（2020）第 006308 号

中国中医药出版社出版

北京经济技术开发区科创十三街 31 号院二区 8 号楼
邮政编码　100176
传真　010-64405750
三河市同力彩印有限公司印刷
各地新华书店经销

开本 880×1230　1/64　印张 5.25　字数 236 千字
2020 年 3 月第 1 版　2020 年 3 月第 1 次印刷
书号　ISBN 978-7-5132-6085-5

定价　28.00 元
网址　www.cptcm.com

社 长 热 线　010-64405720
购 书 热 线　010-89535836
侵 权 打 假　010-64405753

微信服务号　zgzyycbs
微商城网址　https://kdt.im/LIdUGr
官 方 微 博　http://e.weibo.com/cptcm
天猫旗舰店网址　https://zgzyycbs.tmall.com
如有印装质量问题请与本社出版部联系（010-64405510）
版权专有　侵权必究

考研神器中医综合速记系列图书

编委会

主　编　田　磊

副主编　曹粟满　张　峦　居传水

编　委　刘　婷　郭琛英　胡丽鸽

　　　　　张　超　田泾市　艾丹丹

　　　　　姚　梦　杨睿萱　朱啊荣

编写说明

　　"中医综合"是全国硕士研究生入学考试统考科目之一，是为高等院校和科研院所招收中医药专业硕士研究生而设置的具有选拔性质的考试科目。考察知识面极广，出题思路灵活，试题难度很大。

　　对于广大考生而言，记忆无疑是复习过程中令人望而生畏却又不得不跨越的一道难关。"中医综合"考查的内容中包含大量的记忆性知识点。特别是中药学、方剂学、针灸学等科目，其学科特点要求学习者需准确背诵大量内容，素有"针药剂，真要记"的戏称。

　　面对这样的难关，许多考生产生了拖延心理，妄图通过突击来快速冲关。然而事实告诉我们，考前突击这些基础内容并不能达到理想的效果，且没有中药学、方剂学这些科目作为扎实的基础，临床科目的复习也会受到影响，更何谈在激烈的竞争中脱颖而出，成为一名研究生。

　　为了帮助大家解决记忆难的问题，我们编写了这套考研神器中医综合速记系列图书。本丛书具备以下四大优点：

1. 浓缩大纲菁华，以填空的形式，突出重点内容，边记边背，可念可测，背练合一，事半功倍。

2. 一科一本，随用随记，符合"分散记忆，不断重复"的科学记忆方法。

3. 尺寸袖珍，便于携带，能够整合学习者的零碎时间。

4. 以歌诀、趣记、表格等多种形式帮助记忆。

5. 免费赠送相关内容名师详解视频课程（扫一扫书中的二维码，即可观看），方便读者根据自己的情况随时学习。

滴水石穿非一日之功，冰冻三尺非一日之寒。医学的道路中少有捷径，每日积累，夯实基础，才是指向目标的通衢大道。

田磊

2020 年 1 月

目 录

第一章　解表药

第一节　发散风寒药

麻　黄

【性味归经】辛、微苦，温。归肺、膀胱经。

【功效】发汗解表，_____，_____。

【应用】

1. 风寒感冒。发汗力强，为_____要药。适用于_____证。

2. 咳嗽气喘。为治_____的要药。

3. 风水水肿。

此外，取麻黄散寒通滞之功，可治风寒痹证、阴疽、痰核。

【用法】煎服 2～9g。发汗解表宜____，肺热咳喘____。

【使用注意】发汗宣肺力强，凡_____慎用。

麻黄

麻 黄

【性味归经】辛、微苦，温。归肺、膀胱经。

【功效】发汗解表，宣肺平喘，利水消肿。

【应用】

1. 风寒感冒。发汗力强，为发汗解表之要药。适用于外感风寒表实证。

2. 咳嗽气喘。为治肺气壅遏咳喘的要药。

3. 风水水肿。

此外，取麻黄散寒通滞之功，可治风寒痹证、阴疽、痰核。

【用法】煎服 2～9g。发汗解表宜生用，肺热咳喘蜜炙用。

【使用注意】发汗宣肺力强，凡虚汗、虚喘者慎用。

桂　枝

【性味归经】辛、甘，温。归心、肺、膀胱经。

【功效】_____，_____，_____。

【应用】

1. 风寒感冒。不论表实无汗、表虚有汗，均可使用本品。

2. 寒凝血滞诸痛证。

3. _____。

4. _____。

【使用注意】外感热病、阴虚火旺、血热妄行等证均忌用；孕妇及月经过多者慎用。

紫　苏

【性味归经】辛，温。归肺、脾经。

【功效】解表散寒，_____，_____。

【应用】

1. 风寒感冒。风寒表证兼_____者尤宜。

2. 脾胃气滞，胸闷呕吐。

3. 鱼蟹中毒，腹痛吐泻。

桂　枝

【性味归经】辛、甘，温。归心、肺、膀胱经。

【功效】发汗解肌，温经通脉，助阳化气。

【应用】

1.风寒感冒。不论表实无汗、表虚有汗，均可使用本品。

2.寒凝血滞诸痛证。

3.痰饮、蓄水证。

4.心悸。

【使用注意】外感热病、阴虚火旺、血热妄行等证均忌用；孕妇及月经过多者慎用。

紫　苏

【性味归经】辛，温。归肺、脾经。

【功效】解表散寒，行气宽中，解鱼蟹毒。

【应用】

1.风寒感冒。风寒表证兼气滞胸闷者尤宜。

2.脾胃气滞，胸闷呕吐。

3.鱼蟹中毒，腹痛吐泻。

生　姜

【功效】解表散寒，＿＿＿＿＿＿，＿＿＿＿＿＿。

【应用】

1. 风寒感冒。

2. 脾胃寒证，胃寒呕吐。为"＿＿＿＿＿＿"。

3. 肺寒咳嗽。

此外，能解生半夏、生南星和鱼蟹之毒。

香　薷

【功效】发汗解表，＿＿＿＿＿＿，＿＿＿＿＿＿。

【应用】

1. 风寒感冒。

2. 水肿脚气。

【用法】煎服 3～9g。发表量宜小，不宜久煎；利水消肿量宜大，需浓煎。

【使用注意】发汗力强，表虚有汗者忌用。

荆　芥

【性味归经】辛，微温。归肺、肝经。

【功效】祛风解表，＿＿＿＿＿＿，＿＿＿＿＿＿。

【应用】

1. 外感表证。药性和缓，无论＿＿＿＿＿＿＿＿＿＿均可用。

2. 麻疹不透或风疹瘙痒。

3. 疮疡初起兼表证。

4. 吐衄下血。炒炭可止血，常配伍其他止血药。

【用法】煎服，不宜久煎。发表透疹、消疮宜＿＿＿＿用；止血宜＿＿＿用。荆芥穗长于＿＿＿＿＿＿。

生 姜

【功效】解表散寒，温中止呕，温肺止咳。

【应用】

1.风寒感冒。

2.脾胃寒证，胃寒呕吐。为"呕家圣药"。

3.肺寒咳嗽。

此外，能解生半夏、生南星和鱼蟹之毒。

香 薷

【功效】发汗解表，化湿和中，利水消肿。

【应用】

1.风寒感冒。

2.水肿脚气。

【用法】煎服 3 ~ 9g。发表量宜小，不宜久煎；利水消肿量宜大，需浓煎。

【使用注意】发汗力强，表虚有汗者忌用。

荆 芥

【性味归经】辛，微温。归肺、肝经。

【功效】祛风解表，透疹消疮，止血。

【应用】

1.外感表证。药性和缓，无论风寒或风热表证均可用。

2.麻疹不透或风疹瘙痒。

3.疮疡初起兼表证。

4.吐衄下血。炒炭可止血，常配伍其他止血药。

【用法】煎服，不宜久煎。发表透疹、消疮宜生用；止血宜炒炭用。荆芥穗长于祛风。

防 风

【性味归经】辛、甘，微温。归膀胱、肝、脾经。

【功效】祛风解表，_____，_____。

【应用】

1. 外感表证。常与荆芥相须为用，无论外感风寒、风湿、风热表证均可用。

2._____。

3. 风湿痹痛。

4._____。

此外，取其升清燥湿之性，可治脾虚湿盛，清阳不升的泄泻；以及土虚木乘，肝郁侮脾，肝脾不和，腹泻而痛者。

羌 活

【性味归经】辛、苦，温。归膀胱、____经。

【功效】解表散寒，祛风____，____。

【应用】

1. 风寒感冒。善治_____。

2. 风寒湿痹。善治_____。

防 风

【性味归经】辛、甘，微温。归膀胱、肝、脾经。

【功效】祛风解表，胜湿止痛，止痉。

【应用】

1. 外感表证。常与荆芥相须为用，无论外感风寒、风湿、风热表证均可用。

2. 风疹瘙痒。

3. 风湿痹痛。

4. 破伤风。

此外，取其升清燥湿之性，可治脾虚湿盛，清阳不升的泄泻；以及土虚木乘，肝郁侮脾，肝脾不和，腹泻而痛者。

羌 活

【性味归经】辛、苦，温。归膀胱、肾经。

【功效】解表散寒，祛风胜湿，止痛。

【应用】

1. 风寒感冒。善治风寒夹湿表证。

2. 风寒湿痹。善治上半身风寒湿痹。

白　芷

【性味归经】辛，温。归＿＿、＿＿、＿＿经。

【功效】解表散寒，祛风＿＿，＿＿＿＿，＿＿＿＿＿＿，

＿＿＿＿＿。

【应用】

1.风寒感冒。

2.＿＿，牙痛，风湿痹痛。善治＿＿＿＿＿＿头痛，

眉棱骨痛。

3.＿＿。

4.＿＿＿。

5.疮痈肿毒。

此外，祛风止痒可治＿＿＿＿＿＿＿＿＿＿。

细　辛

【功效】解表散寒，祛风止痛，＿＿＿，＿＿＿＿＿。

【应用】

1.风寒感冒。

2.头痛，牙痛，风湿痹痛。

3.＿＿。

4.＿＿＿＿。

【用法用量】煎服，＿＿＿；散剂每次服＿＿＿＿。

【使用注意】阴虚阳亢头痛、肺燥阴伤干咳忌用。反

＿＿＿。

藁　本

【功效】祛风散寒，＿＿＿＿＿。

【应用】

1.风寒感冒，＿＿＿＿＿。

2.风寒湿痹。

白 芷

【性味归经】辛，温。归肺、胃、大肠经。

【功效】解表散寒，祛风止痛，通鼻窍，燥湿止带，消肿排脓。

【应用】

1. 风寒感冒。

2. 头痛，牙痛，风湿痹痛。善治阳明经头痛，眉棱骨痛。

3. 鼻渊。

4. 带下证。

5. 疮痈肿毒。

此外，祛风止痒可治皮肤风湿瘙痒。

细 辛

【功效】解表散寒，祛风止痛，通窍，温肺化饮。

【应用】

1. 风寒感冒。

2. 头痛，牙痛，风湿痹痛。

3. 鼻渊。

4. 肺寒咳喘。

【用法用量】煎服，1～3g；散剂每次服 0.5～1g。

【使用注意】阴虚阳亢头痛、肺燥阴伤干咳忌用。反藜芦。

藁 本

【功效】祛风散寒，除湿止痛。

【应用】

1. 风寒感冒，颠顶头痛。

2. 风寒湿痹。

苍耳子

【功效】发散风寒，_____，_____，___。

【应用】

1. 风寒感冒。

2. 鼻渊。

3. 风湿痹痛。

【使用注意】_____慎用。过量易致中毒。

辛 夷

【功效】发散风寒，_____。

【应用】

1. 风寒感冒。

2. 鼻塞鼻渊。_____。

【用法】煎服。入煎剂宜_____。

葱 白

【性味归经】辛，___。归肺、胃经。

【功效】发汗解表，_____。

【应用】

1. 风寒感冒。

2._____。

此外，葱白外敷有散结通络下乳之功，可治_____淤滞不下、乳房胀痛；治_____，兼有解毒散结之功。

苍耳子

【功效】发散风寒，通鼻窍，祛风湿，止痛。

【应用】

1. 风寒感冒。

2. 鼻渊。

3. 风湿痹痛。

【使用注意】血虚头痛慎用。过量易致中毒。

辛 夷

【功效】发散风寒，通鼻窍。

【应用】

1. 风寒感冒。

2. 鼻塞鼻渊。为治鼻渊要药。

【用法】煎服。入汤剂宜包煎。

葱 白

【性味归经】辛，温。归肺、胃经。

【功效】发汗解表，散寒通阳。

【应用】

1. 风寒感冒。

2. 阴盛格阳。

此外，葱白外敷有散结通络下乳之功，可治乳汁淤滞不下、乳房胀痛；治疮痈肿毒，兼有解毒散结之功。

第二节　发散风热药

薄　荷

【性味归经】辛，凉。归肺、__经。

【功效】疏散风热，_____，_____，_____。

【应用】

1.风热感冒，温病初起。

2.风热____，_____。

3._____，_____。

4._____。

【用法】煎服，_____。_____长于发汗解表，_____偏于行气和中。

【使用注意】_____慎用。

牛蒡子

【性味归经】辛、____，____。归肺、____经。

【功效】疏散风热，_____，_____，_____。

【应用】

1.风热感冒，温病初期。对风热感冒，_____，或_____宜。

2.____不透，_____。

3._____，____，____，____。

【使用注意】_____慎用。

薄 荷

【性味归经】辛，凉。归肺、肝经。

【功效】疏散风热，清利头目，利咽透疹，疏肝行气。

【应用】

1. 风热感冒，温病初起。

2. 风热头痛，目赤咽痛。

3. 麻疹不透，风疹瘙痒。

4. 肝郁气滞。

【用法】煎服，宜后下。薄荷叶长于发汗解表，薄荷梗偏于行气和中。

【使用注意】体虚多汗者慎用。

牛蒡子

【性味归经】辛、苦，寒。归肺、胃经。

【功效】疏散风热，宣肺祛痰，利咽透疹，解毒散肿。

【应用】

1. 风热感冒，温病初期。对风热感冒，咽喉肿痛，或咳痰不利者宜。

2. 麻疹不透，风疹瘙痒。

3. 痈肿疮毒，丹毒，痄腮，喉痹。

【使用注意】气虚便溏者慎用。

薄荷+蔓荆子

蝉　蜕

【性味归经】甘，寒。归肺、＿＿经。

【功效】疏散风热，＿＿＿＿＿＿，＿＿＿＿＿，＿＿＿＿＿＿，

＿＿＿＿＿＿。

【应用】

1. 风热感冒，温病初起，＿＿＿＿＿＿。

2. 麻疹不透，风疹瘙痒。

3. ＿＿＿＿＿＿。本品善疏散肝经风热而＿＿＿＿＿＿。

4. ＿＿＿＿＿＿、＿＿＿＿＿。凉肝＿＿＿＿＿＿，可单用或入

复方。

此外，可治＿＿＿＿＿＿。

桑　叶

【性味归经】甘、苦，寒。归肺、＿＿＿经。

【功效】疏散风热，＿＿＿＿＿＿，＿＿＿＿＿＿，＿＿＿＿＿＿。

【应用】

1. 风热感冒，温病初起。

2. 肺热＿＿＿＿＿。

3. ＿＿＿＿＿＿，＿＿＿＿＿＿。

4. ＿＿＿＿＿＿，视物昏花。

此外，凉血止血，可治＿＿＿＿＿＿。

【用法】煎服，或入丸、散；＿＿＿＿＿＿。润肺止咳

＿＿＿用。

蝉　蜕

【性味归经】甘，寒。归肺、肝经。

【功效】疏散风热，利咽开音，透疹，明目退翳，息风止痉。

【应用】

1. 风热感冒，温病初起，咽痛音哑。

2. 麻疹不透，风疹瘙痒。

3. 目赤翳障。本品善疏散肝经风热而明目退翳。

4. 急慢惊风、破伤风。凉肝息风止痉，可单用或入复方。

此外，可治小儿夜啼。

桑　叶

【性味归经】甘、苦，寒。归肺、肝经。

【功效】疏散风热，清肺润燥，平抑肝阳，清肝明目。

【应用】

1. 风热感冒，温病初起。

2. 肺热燥咳。

3. 肝阳上亢，头痛眩晕。

4. 肝热目赤，视物昏花。

此外，凉血止血，可治血热吐衄。

【用法】煎服，或入丸、散；煎水洗眼。润肺止咳蜜炙用。

菊　花

【性味归经】辛、甘、苦，微寒。归肺、__经。

【功效】疏散风热，_____，_____，_____。

【应用】

1.风热感冒，温病初起。

2._____，_____。

3._____。

4._____。

柴　胡

【性味归经】苦、辛，微寒。归____、____经。

【功效】解表____，_____，_____。

【应用】

1.表证发热。

2.善治_____。为治_____的要药。

3._____。

4._____，脏器脱垂。此外，_____，可治____。

【用法】煎服。解表退热生用量宜__；疏肝解郁宜____；升阳_____，用量宜_____。

菊 花

【性味归经】辛、甘、苦，微寒。归肺、肝经。

【功效】疏散风热，平抑肝阳，清肝明目，清热解毒。

【应用】

1. 风热感冒，温病初起。

2. 肝阳眩晕，肝风实证。

3. 目赤昏花。

4. 疮痈肿毒。

柴 胡

【性味归经】苦、辛，微寒。归肝、胆经。

【功效】解表退热，疏肝解郁，升举阳气。

【应用】

1. 表证发热。

2. 善治少阳证。为治少阳证的要药。

3. 肝郁气滞证。

4. 气虚下陷，脏器脱垂。此外，退热截疟，可治疟疾。

【用法】煎服。解表退热生用量宜大，疏肝解郁宜醋炙，升阳生用或酒炙，用量宜稍小。

蔓荆子

【功效】疏散风热，_____。

【应用】风热感冒，_____，_____。

升　麻

【功效】解表____，清热____，_____。

【应用】

1. 外感表证。

2. ____不透。

3. _____，____，温毒发斑。

4. _____，脏器脱垂，崩漏下血。

葛　根

【性味归经】甘、辛，凉。归____、____经。

【功效】解肌____，____，_____，_____。

【应用】

1. 表证发热，善治_____。

2. _____。

3. 热病____，阴虚____。

4. _____，_____。

【用法】煎服。____解肌退热、透疹、生津，____升阳止泻。

淡豆豉

【功效】解表，____，_____。

蔓荆子

【功效】疏散风热，清利头目。

【应用】风热感冒，头昏头痛，目赤耳鸣。

升 麻

【功效】解表透疹，清热解毒，升举阳气。

【应用】

1. 外感表证。

2. 麻疹不透。

3. 口疮牙痛，咽痛，温毒发斑。

4. 气虚下陷，脏器脱垂，崩漏下血。

葛 根

【性味归经】甘、辛，凉。归脾、胃经。

【功效】解肌退热，透疹，生津止渴，升阳止泻。

【应用】

1. 表证发热，善治颈项强痛。

2. 麻疹不透。

3. 热病口渴，阴虚消渴。

4. 湿热泻痢，脾虚泄泻。

【用法】煎服。生用解肌退热、透疹、生津，煨用升阳止泻。

淡豆豉

【功效】解表，除烦，宣发郁热。

浮　萍

【性味归经】辛，寒。归肺、＿＿＿经。

【功效】发汗解表，＿＿＿＿＿＿＿，＿＿＿＿＿消肿。

【应用】

1. 风热感冒。

2. ＿＿＿＿＿＿。

3. 风疹瘙痒。

4. ＿＿＿＿＿＿。

【使用注意】表虚自汗者不宜使用。

浮　萍

【性味归经】辛，寒。归肺、膀胱经。

【功效】发汗解表，透疹止痒，利尿消肿。

【应用】

1. 风热感冒。

2. 麻疹不透。

3. 风疹瘙痒。

4. 水肿尿少。

【使用注意】表虚自汗者不宜使用。

药名	功效
麻黄	
桂枝	
紫苏	
生姜	
香薷	
荆芥	
防风	
羌活	
白芷	
细辛	
藁本	
苍耳子	
辛夷	
葱白	

药名	功效
薄荷	
牛蒡子	
蝉蜕	
桑叶	
菊花	
柴胡	
葛根	
蔓荆子	
升麻	
淡豆豉	
浮萍	

第二章 清热药

第一节 清热泻火药

石 膏

【性味归经】甘、__,____。归肺、胃经。

【功效】生用_____,除烦止渴；煅用_____,
____,止血。

【应用】

1.温热病气分实热证。为_____要药。

2._____。

3.胃火牙痛，头痛，实热消渴。善清____。

4._____，_____，水火烫伤，外伤出血宜____。

【用法】煎服，15～60g。____。煅石膏宜____。

【使用注意】脾胃____、_____者忌用。

知 母

【性味归经】__、甘、寒。归肺、胃、__经。

【功效】清热泻火，_____。

【应用】

1.热病烦渴。

2.肺热____。

3._____。

4.内热消渴。

5._____。

【使用注意】____慎用。

石　膏

【性味归经】甘、辛、大寒。归肺、胃经。

【功效】生用清热泻火，除烦止渴；煅用敛疮生肌，收湿，止血。

【应用】

1. 温热病气分实热证。为清肺胃实热要药。

2. 肺热喘咳证。

3. 胃火牙痛，头痛，实热消渴。善清胃火。

4. 溃疡不敛，湿疹瘙痒，水火烫伤，外伤出血宜煅用。

【用法】煎服，15～60g。先煎。煅石膏宜外用。

【使用注意】脾胃虚寒、阴虚内热者忌用。

知　母

【性味归经】苦、甘、寒。归肺、胃、肾经。

【功效】清热泻火，生津润燥。

【应用】

1. 热病烦渴。

2. 肺热燥咳。

3. 骨蒸潮热。

4. 内热消渴。

5. 肠燥便秘。

【使用注意】脾虚者慎用。

芦　根

【功效】清热泻火，＿＿＿止渴，＿＿＿，＿＿＿，＿＿＿。
【应用】
1. 热病烦渴。
2. ＿＿＿＿＿＿。
3. ＿＿＿＿及肺痈。
4. 热淋。

天花粉

【功效】清热泻火，＿＿＿止渴，＿＿＿＿＿＿。
【应用】
1. 热病烦渴。
2. ＿＿＿＿＿＿。
3. 内热消渴。
4. ＿＿＿＿＿。

栀　子

【性味归经】苦，寒。归心、肺、＿＿经。
【功效】泻火＿＿＿，清热＿＿＿，＿＿解毒。
【应用】
1. 热病心烦。
2. ＿＿＿＿＿＿。
3. ＿＿＿＿＿。
4. 血热吐衄。
5. ＿＿＿＿＿。
6. 火毒疮疡。
【用法】煎服。研末调敷适量。
【使用注意】＿＿慎用。

芦根+天花粉+
淡竹叶

芦　根

【功效】清热泻火，生津止渴，除烦，止呕，利尿。
【应用】
1. 热病烦渴。
2. 胃热呕逆。
3. 肺热咳嗽及肺痈。
4. 热淋。

天花粉

【功效】清热泻火，生津止渴，消肿排脓。
【应用】
1. 热病烦渴。
2. 肺热燥咳。
3. 内热消渴。
4. 疮疡肿毒。

栀　子

【性味归经】苦，寒。归心、肺、三焦经。
【功效】泻火除烦，清热利湿，凉血解毒。
【应用】
1. 热病心烦。
2. 湿热黄疸。
3. 血淋涩痛。
4. 血热吐衄。
5. 目赤肿痛。
6. 火毒疮疡。
【用法】煎服。研末调敷适量。
【使用注意】脾虚者慎用。

淡竹叶

【功效】清热泻火，____，____。
【应用】
1. 热病烦渴。
2._____。
3._____。

夏枯草

【性味归经】__、苦，寒。归__、__经。
【功效】清热泻火，____，____。
【应用】
1._____，_____，目珠夜痛。
2.____，瘰疬。
3._____。

决明子

【功效】清热____，____。
【应用】
1._____，羞明多泪，目暗不明。
2.____，眩晕。
3._____。

密蒙花

【性味归经】____，微寒。归肝、胆经。
【功效】清热泻火，_____，____。
【应用】
1._____，羞明多泪，目生翳膜。
2._____，视物昏花。

淡竹叶

【功效】清热泻火，除烦，利尿。
【应用】
1. 热病烦渴。
2. 口疮尿赤。
3. 热淋涩痛。

夏枯草

【性味归经】辛、苦，寒。归肝、胆经。
【功效】清热泻火，明目，散结消肿。
【应用】
1. 目赤肿痛，头痛眩晕，目珠夜痛。
2. 瘰疬，瘿瘤。
3. 乳痈肿痛。

决明子

【功效】清热明目，润肠通便。
【应用】
1. 目赤肿痛，羞明多泪，目暗不明。
2. 头痛，眩晕。
3. 肠燥便秘。

密蒙花

【性味归经】甘，微寒。归肝、胆经。
【功效】清热泻火，养肝明目，退翳。
【应用】
1. 目赤肿痛，羞明多泪，目生翳膜。
2. 肝虚目暗，视物昏花。

第二节　清热燥湿药

黄 芩

【性味归经】苦，寒。归肺、胆、脾、胃、大肠、小肠经。

【功效】清热燥湿，泻火解毒，____，____。

【应用】

1.湿温，暑湿呕恶，黄疸泻痢。尤善清____焦湿热。

2.____，_____。善清____及____实热。

3.血热吐衄。

4._____。

5.胎热不安。

【用法】煎服。____生用，____炒用，_____酒炙，____炒炭。

黄 连

【性味归经】苦，寒。归心、脾、胃、胆、大肠经。

【功效】清热燥湿，泻火解毒。

【应用】

1.湿热痞满，呕吐吞酸。大苦大寒，长于清_____而解毒。

2._____。为治_____的要药。

3.高热神昏，_____，血热吐衄。

4.____，____，____。

5.胃热消渴证。

6.外治____、____、耳道流脓。

黄 芩

【性味归经】苦，寒。归肺、胆、脾、胃、大肠、小肠经。

【功效】清热燥湿，泻火解毒，止血，安胎。

【应用】

1. 湿温，暑湿呕恶，黄疸泻痢。尤善清中上焦湿热。

2. 肺热咳嗽，高热烦渴。善清肺火及上焦实热。

3. 血热吐衄。

4. 痈肿疮毒。

5. 胎热不安。

【用法】煎服。清热生用，安胎炒用，清上焦热酒炙，止血炒炭。

黄 连

【性味归经】苦，寒。归心、脾、胃、胆、大肠经。

【功效】清热燥湿，泻火解毒。

【应用】

1. 湿热痞满，呕吐吞酸。大苦大寒，长于清中焦邪热而解毒。

2. 湿热泻痢。为治湿热泻痢的要药。

3. 高热神昏，心烦不寐，血热吐衄。

4. 目赤，牙痛，疮痈。

5. 胃热消渴证。

6. 外治湿疹、湿疮、耳道流脓。

黄 柏

【性味归经】苦，寒。归肾、____、____经。

【功效】清热燥湿，泻火解毒，_____。

【应用】

1._____，淋证。长于清_____。

2._____，_____。

3. 湿热脚气，痿证。

4._____，盗汗，遗精。

5._____。

龙 胆

【功效】清热燥湿，_____。

【应用】

1. 湿热黄疸，湿疹，带下。

2._____、____耳聋，_____，惊风抽搐。

秦 皮

【功效】清热燥湿，_____，____，____。

黄 柏

【性味归经】苦，寒。归肾、膀胱、大肠经。
【功效】清热燥湿，泻火解毒，除骨蒸。
【应用】
1. 湿热带下，淋证。长于清下焦湿热。
2. 湿热泻痢，黄疸。
3. 湿热脚气，痿证。
4. 骨蒸劳热，盗汗，遗精。
5. 湿疹疮疡。

龙 胆

【功效】清热燥湿，泻肝胆火。
【应用】
1. 湿热黄疸，湿疹，带下。
2. 肝火头痛、目赤、耳聋，胁痛口苦，惊风抽搐。

秦 皮

【功效】清热燥湿，收涩止痢，止带，明目。

苦　参

【功效】清热燥湿,＿＿＿,＿＿＿。

【应用】

1. 湿热泻痢,便血,黄疸。

2. ＿＿＿,＿＿＿,疥癣。

3. ＿＿＿＿＿。

【使用注意】＿＿＿＿＿忌用。反＿＿＿。

白鲜皮

【功效】清热燥湿,＿＿＿解毒。

苦　参

【功效】清热燥湿，杀虫，利尿。
【应用】
1. 湿热泻痢，便血，黄疸。
2. 湿疹，带下，疥癣。
3. 湿热小便不利。
【使用注意】脾胃虚寒者忌用。反藜芦。

白鲜皮

【功效】清热燥湿，祛风解毒。

第三节　清热解毒药

金银花

【性味归经】甘，寒。归肺、心、胃经。

【功效】清热解毒，疏散风热。

【应用】

1. 痈肿疔疮。为治一切_____的要药。

2. 外感风热，温病初起。

3._____。

此外，可治_____、小儿____及____。

连　翘

【性味归经】苦，微寒。归肺、心、____经。

【功效】清热解毒，_____，疏散风热。

【应用】

1._____，瘰疬痰核。有"_____"之称。

2. 外感风热，温病初起。

3._____。

穿心莲

【功效】清热解毒，____，____，____。

【用法用量】6～9g。煎剂易致____，宜作丸、散、片剂。外用适量。

【使用注意】不宜_____；_____慎用。

金银花

【性味归经】甘，寒。归肺、心、胃经。

【功效】清热解毒，疏散风热。

【应用】

1. 痈肿疔疮。为治一切内痈、外痈的要药。

2. 外感风热，温病初起。

3. 热毒血痢。

此外，可治咽喉肿痛、小儿热疮及痱子。

连 翘

【性味归经】苦，微寒。归肺、心、小肠经。

【功效】清热解毒，消肿散结，疏散风热。

【应用】

1. 痈肿疮毒，瘰疬痰核。有"疮家圣药"之称。

2. 外感风热，温病初起。

3. 热淋涩痛。

穿心莲

【功效】清热解毒，凉血，消肿，燥湿。

【用法用量】6～9g。煎剂易致呕吐，宜作丸、散、片剂。外用适量。

【使用注意】不宜多服久服；脾胃虚寒者慎用。

大青叶

【性味归经】苦，寒。归心、胃经。

【功效】清热解毒，_____。

【应用】

1._____，温毒发斑。

2._____，痄腮丹毒。

板蓝根

【功效】清热解毒，____，____。

【应用】

1.外感发热，温病初起，_____。

2._____，____，丹毒，____。

青 黛

【功效】清热解毒，_____，_____，____。

【应用】

1.温毒发斑，血热吐衄。

2._____，疮疡。

3._____，痰中带血。

4.暑热惊风抽搐。

【用法用量】内服 1.5～3g。难溶于水，宜作_____。外用适量。

大青叶

【性味归经】苦，寒。归心、胃经。
【功效】清热解毒，凉血消斑。
【应用】
1.热入营血，温毒发斑。
2.口疮喉痹，痄腮丹毒。

板蓝根

【功效】清热解毒，凉血，利咽。
【应用】
1.外感发热，温病初起，咽喉肿痛。
2.温毒发斑，痄腮，丹毒，疮痈。

青 黛

【功效】清热解毒，凉血消斑，清肝泻火，定惊。
【应用】
1.温毒发斑，血热吐衄。
2.口疮咽痛，疮疡。
3.咳嗽胸痛，痰中带血。
4.暑热惊风抽搐。
【用法用量】内服 1.5～3g。难溶于水，宜作丸、散剂。外用适量。

蒲公英

【性味归经】苦、甘，寒。归肝、胃经。
【功效】清热解毒，_____，_____。
【应用】
1. 痈肿疔毒，_____。为治____要药。
2. _____，湿热黄疸。

紫花地丁

【功效】清热解毒，_____。

土茯苓

【功效】解毒，____，通利关节。
【应用】
1. _____，肢体拘挛。
2. 湿疹，淋浊，带下。
3. 痈肿疮毒。

贯 众

【功效】清热解毒，_____，____。
【应用】
1. _____，温毒发斑。
2. 血热出血，____。

蒲公英

【性味归经】苦、甘，寒。归肝、胃经。
【功效】清热解毒，消肿散结，利湿通淋。
【应用】
1. 痈肿疔毒，乳痈内痈。为治乳痈要药。
2. 热淋涩痛，湿热黄疸。

紫花地丁

【功效】清热解毒，凉血消肿。

土茯苓

【功效】解毒，除湿，通利关节。
【应用】
1. 梅毒疮痈，肢体拘挛。
2. 湿疹，淋浊，带下。
3. 痈肿疮毒。

贯 众

【功效】清热解毒，凉血止血，杀虫。
【应用】
1. 风热感冒，温毒发斑。
2. 血热出血，虫疾。

鱼腥草

【性味归经】辛，微寒。归肺经。
【功效】清热解毒，_____，_____。
【应用】
1.____，肺热咳嗽。为治____要药。
2. 热毒疮痈。
3. 湿热淋证。

射　干

【性味归经】苦，寒。归肺经。
【功效】清热解毒，____，____。
【应用】
1._____。
2._____。
【使用注意】_____慎用。____慎用或忌用。

山豆根

【功效】清热解毒，_____。
【应用】_____，牙龈肿痛。
【使用注意】____，用量宜小。_____慎用。

马　勃

【功效】清热解毒，____，____。

鱼腥草

【性味归经】辛，微寒。归肺经。
【功效】清热解毒，消痈排脓，利尿通淋。
【应用】
1. 肺痈，肺热咳嗽。为治肺痈要药。
2. 热毒疮痈。
3. 湿热淋证。

射干

【性味归经】苦，寒。归肺经。
【功效】清热解毒，消痰，利咽。
【应用】
1. 咽喉肿痛。
2. 痰盛咳喘。
【使用注意】脾虚便溏者慎用。孕妇慎用或忌用。

山豆根

【功效】清热解毒，利咽消肿。
【应用】咽喉肿痛，牙龈肿痛。
【使用注意】有毒，用量宜小。脾胃虚寒者慎用。

马 勃

【功效】清热解毒，利咽，止血。

白头翁

【性味归经】苦，寒。归胃、____经。

【功效】清热解毒，_____。

【应用】

1._____。为治_____良药。

2. 疮痈肿毒。

马齿苋

【功效】清热解毒，_____，____。

鸦胆子

【功效】清热解毒，____、____、_____。

【用法用量】内服，0.5 ~ 2g，用龙眼肉包裹或装入胶囊吞服，亦可压去油制成丸剂、片剂服，不宜入____。

【使用注意】

1. 有毒_____慎用或忌用。

2. 内服严格控制剂量，不宜____、____；外用防止_____刺激。

3._____慎用。

白花蛇舌草

【功效】清热解毒，_____。

【应用】

1._____，____，蛇伤。

2. 热淋涩痛。

白头翁

【性味归经】苦，寒。归胃、大肠经。
【功效】清热解毒，凉血止痢。
【应用】
1.热毒血痢。为治热毒血痢良药。
2.疮痈肿毒。

马齿苋

【功效】清热解毒，凉血止血，止痢。

鸦胆子

【功效】清热解毒，止痢，截疟，腐蚀赘疣。
【用法用量】内服，0.5～2g，用龙眼肉包裹或装入胶囊吞服，亦可压去油制成丸剂、片剂，不宜入煎剂。
【使用注意】
1.有毒，胃肠出血及肝肾功能不全者慎用或忌用。
2.内服严格控制剂量，不宜多用、久服；外用防止对皮肤的刺激。
3.孕妇及小儿慎用。

白花蛇舌草

【功效】清热解毒，利湿通淋。
【应用】
1.痈肿疮毒，咽痛，蛇伤。
2.热淋涩痛。

熊　胆

【功效】清热解毒，_____，_____。

【用法用量】内服，0.25～0.5g，入____、____、____。外用适量，调涂患处。

大血藤

【功效】清热解毒，____，____，____。

败酱草

【功效】清热解毒，_____，_____。

半边莲

【性味归经】辛，平。归心、小肠、肺经。

【功效】清热解毒，_____。

【应用】

1._____，蛇虫咬伤。

2._____。

3.湿疮湿疹。

【使用注意】_____忌用。

熊 胆

【功效】清热解毒，息风止痉，清肝明目。

【用法用量】内服，0.25～0.5g，入丸、散、胶囊。外用适量，调涂患处。

大血藤

【功效】清热解毒，活血，祛风，止痛。

败酱草

【功效】清热解毒，消痈排脓，祛瘀止痛。

半边莲

【性味归经】辛，平。归心、小肠、肺经。

【功效】清热解毒，利水消肿。

【应用】

1. 疮痈肿毒，蛇虫咬伤。

2. 腹胀水肿。

3. 湿疮湿疹。

【使用注意】水肿属阴水者忌用。

山慈菇

【功效】清热解毒，_____。

漏　芦

【功效】清热解毒，_____，_____，舒筋通脉。

野菊花

【功效】清热解毒。

重　楼

【性味归经】苦，微寒；有小毒。归肝经。

【功效】清热解毒，_____，_____。

【应用】

1. 痈肿疔疮，_____，毒蛇咬伤。

2. 惊风抽搐。

3. _____。

【使用注意】_____、无实火热毒者、_____及患阴证疮疡者均忌服。

山慈菇

【功效】清热解毒，消痈散结。

漏　芦

【功效】清热解毒，消痈散结，通经下乳，舒筋通脉。

野菊花

【功效】清热解毒。

重　楼

【性味归经】苦，微寒；有小毒。归肝经。

【功效】清热解毒，消肿止痛，凉肝定惊。

【应用】

1. 痈肿疔疮，咽喉肿痛，毒蛇咬伤。

2. 惊风抽搐。

3. 跌打损伤。

【使用注意】体虚、无实火热毒者、孕妇及患阴证疮疡者均忌服。

第四节　清热凉血药

生地黄

【性味归经】甘、苦，寒。归____、____、肾经。

【功效】清热凉血，_____。

【应用】

1._____，舌绛烦渴，斑疹吐衄。为_____要药。

2._____。

3._____口渴、便秘及消渴证。

【使用注意】_____，_____慎用。

玄　参

【性味归经】甘、苦、____，微寒。归肺、胃、__经。

【功效】清热凉血，_____，____。

【应用】

1._____，内陷心包，温毒发斑。

2. 热病伤阴，_____，骨蒸劳嗽。

3.____，____，白喉、瘰疬、疮痈。

【使用注意】_____，_____慎用。反____。

生地黄

【性味归经】甘、苦、寒。归心、肝、肾经。

【功效】清热凉血，养阴生津。

【应用】

1. 热入营血，舌绛烦渴，斑疹吐衄。为清热凉血止血要药。

2. 阴虚内热。

3. 热病津伤口渴、便秘及消渴证。

【使用注意】脾虚湿滞，腹满便溏者慎用。

玄　参

【性味归经】甘、苦、咸，微寒。归肺、胃、肾经。

【功效】清热凉血，泻火解毒，滋阴。

【应用】

1. 温邪入营，内陷心包，温毒发斑。

2. 热病伤阴，津伤便秘，骨蒸劳嗽。

3. 目赤，咽痛，白喉，瘰疬，疮痈。

【使用注意】脾胃虚寒，食少便溏者慎用。反藜芦。

牡丹皮

【性味归经】苦、辛，微寒。归____、____、肾经。

【功效】清热凉血，_____。

【应用】

1._____，血热吐衄。

2.温病伤阴，阴虚发热，夜热早凉，无汗骨蒸。为治_____要药。

3._____，____，跌打伤痛。

4.疮痈肿毒。

【使用注意】_____、_____及____慎用。

赤　芍

【性味归经】苦，微寒。归__经。

【功效】清热凉血，_____。

【应用】

1._____，血热吐衄。本品善_____。

2._____，痈肿疮毒。

3._____，_____，癥瘕，跌打损伤。

【使用注意】_____慎用。反____。

紫　草

【功效】清热凉血，____，_____。

【应用】

1._____，麻疹不透。

2.____，____，烧烫伤。

【使用注意】_____忌服。

牡丹皮

【性味归经】苦、辛，微寒。归心、肝、肾经。

【功效】清热凉血，活血祛瘀。

【应用】

1. 温毒发斑，血热吐衄。

2. 温病伤阴，阴虚发热，夜热早凉，无汗骨蒸。为治无汗骨蒸要药。

3. 血滞痛经，经闭，跌打伤痛。

4. 疮痈肿毒。

【使用注意】血虚有寒、月经过多及孕妇慎用。

赤 芍

【性味归经】苦，微寒。归肝经。

【功效】清热凉血，散瘀止痛。

【应用】

1. 温毒发斑，血热吐衄。本品善清肝火。

2. 目赤肿痛，痈肿疮毒。

3. 肝郁胁痛，痛经经闭，癥瘕，跌打损伤。

【使用注意】血寒经闭慎用。反藜芦。

紫 草

【功效】清热凉血，活血，解毒透疹。

【应用】

1. 温病斑疹紫黑，麻疹不透。

2. 疮疡，湿疹，烧烫伤。

【使用注意】脾虚便溏者忌服。

水牛角

【功效】清热凉血，____，____。

【应用】

1._____，神昏谵语，_____。

2.____，吐衄。

3. 疮疡，____。

【用法】镑片或粗粉煎服，先煎_____。水牛角浓缩粉冲服，每日 2 次。

水牛角

【功效】清热凉血，解毒，定惊。

【应用】

1. 温病高热，神昏谵语，惊风癫狂。

2. 斑疹，吐衄。

3. 疮疡，咽痛。

【用法】镑片或粗粉煎服，先煎 3 小时以上。水牛角浓缩粉冲服，每日 2 次。

第五节 清虚热药

青 蒿

【性味归经】苦、辛，寒。归__、__经。

【功效】_____，凉血____，____，____。

【应用】

1._____，夜热早凉。

2._____。

3. 暑热外感，发热口渴。

4.____。

【用法】煎服，不宜____，鲜用____服。

【使用注意】_____忌服。

白 薇

【功效】清热凉血，_____，_____。

青 蒿

【性味归经】苦、辛，寒。归肝、胆经。

【功效】清透虚热，凉血除蒸，解暑，截疟。

【应用】

1. 温邪伤阴，夜热早凉。

2. 阴虚骨蒸劳热。

3. 暑热外感，发热口渴。

4. 疟疾。

【用法】煎服，不宜久煎，鲜用绞汁服。

【使用注意】脾胃虚弱者忌服。

白 薇

【功效】清热凉血，利尿通淋，解毒疗疮。

地骨皮

【性味归经】甘，寒。归肺、肝、肾经。

【功效】凉血____，_____，_____。

【应用】

1.阴虚骨蒸盗汗。善_____，除_____。

2._____。

3.血热出血。

4.内热消渴。

银柴胡

【功效】退虚热，____。

胡黄连

【功效】退虚热，_____，_____。

地骨皮

【性味归经】甘，寒。归肺、肝、肾经。
【功效】凉血除蒸，清肺降火，生津止渴。
【应用】
1. 阴虚骨蒸盗汗。善清虚热，除有汗之骨蒸。
2. 肺热咳嗽。
3. 血热出血。
4. 内热消渴。

银柴胡

【功效】退虚热，除疳热。

胡黄连

【功效】退虚热，除疳热，清湿热。

药名	功效
石膏	
知母	
栀子	
夏枯草	
芦根	
天花粉	
淡竹叶	
决明子	
密蒙花	

药名	功效
黄芩	
黄连	
黄柏	
龙胆草	
苦参	
秦皮	
白鲜皮	

药名	功效
金银花	
连翘	
大青叶	
蒲公英	
鱼腥草	
射干	
白头翁	
板蓝根	
青黛	
贯众	
土茯苓	
山豆根	
白花蛇舌草	
穿心莲	
紫花地丁	
大血藤	
败酱草	
马勃	
马齿苋	
鸦胆子	
熊胆	
山慈菇	
漏芦	
野菊花	
半边莲	
重楼	

药名	功效
生地黄	
玄参	
牡丹皮	
赤芍	
紫草	
水牛角	

药名	功效
青蒿	
地骨皮	
白薇	
银柴胡	
胡黄连	

第三章　泻下药

第一节　攻下药

大　黄

【性味归经】苦，寒。归脾、胃、大肠、肝、心包经。

【功效】泻下攻积，_____，_____，_____。

【应用】

1._____。泻下较强，荡涤胃肠积滞，为治_____要药，尤适于_____。

2._____，目赤肿痛。

3. 热毒疮疡，烧烫伤。

4._____。

5. 湿热痢疾，黄疸，淋证。

【用法用量】煎服，5～15g。

【使用注意】

1.____、____、_____（简称三期）忌用。

2._____慎用。

大黄

大 黄

【性味归经】苦，寒。归脾、胃、大肠、肝、心包经。

【功效】泻下攻积，清热泻火，凉血解毒，逐瘀通经。

【应用】

1. 积滞便秘。泻下较强，荡涤胃肠积滞，为治积滞便秘要药，尤适于实热便秘。

2. 血热吐衄，目赤肿痛。

3. 热毒疮疡，烧烫伤。

4. 瘀血诸证。

5. 湿热痢疾，黄疸，淋证。

【用法用量】煎服，5～15g。

【使用注意】

1. 经期、孕期、哺乳期（简称三期）忌用。

2. 脾胃虚弱者慎用。

芒　硝

【性味归经】__、苦，寒。归胃、大肠经。

【功效】泻下攻积，_____，_____。

【应用】

1._____。与____相须为用。

2.____，____，____，疮痈。另治____初起。

【用法用量】内服，10～15g，宜用_____
后服用。

【使用注意】____、_____慎用或忌用。

番泻叶

【功效】泻下通便。

【用法用量】泡服，_____g；煎服，_____g，宜____。

【使用注意】____、____、_____忌用。

芦　荟

【功效】泻下通便，____，____。

【用法用量】入__、__服，每次____g。

【使用注意】_____、_____及____忌用。

芒 硝

【性味归经】咸、苦，寒。归胃、大肠经。

【功效】泻下攻积，润燥软坚，清热消肿。

【应用】

1. 积滞便秘。与大黄相须为用。

2. 目赤，口疮，咽痛，疮痈。另治乳痈初起。

【用法用量】内服，10～15g，宜用药汁或开水溶化后服用。

【使用注意】孕期、哺乳期妇女慎用或忌用。

番泻叶

【功效】泻下通便。

【用法用量】泡服，1.5～3g；煎服，2～6g，宜后下。

【使用注意】经期、孕期、哺乳期妇女忌用。

芦荟

【功效】泻下通便，清肝，杀虫。

【用法用量】入丸、散服，每次1～2g。

【使用注意】脾胃虚弱、食少便溏者及孕妇忌用。

第二节 润下药

火麻仁

【功效】润肠通便。
【应用】肠燥便秘。

郁李仁

【功效】润肠通便，_____。
【应用】肠燥便秘，____，____。

火麻仁

【功效】润肠通便。
【应用】肠燥便秘。

郁李仁

【功效】润肠通便，利水消肿。
【应用】肠燥便秘，水肿，脚气。

第三节　峻下逐水药

甘　遂

【功效】泻水逐饮，_____。

【应用】

1. 水肿，鼓胀，胸胁停饮。

2. 风痰癫痫。

3._____。

【用法用量】入丸、散服，每次 0.5 ～ 1g。____炙减毒。

【使用注意】虚弱者、孕妇忌用。反____。

京大戟

【功效】泻水逐饮，_____。

【用法用量】煎服，1.5 ～ 3g。入丸、散剂，每次 1g。____炙减低毒性。

【使用注意】虚弱者、孕妇忌用。反____。

芫　花

【功效】泻水逐饮，_____，_____。

【用法用量】煎服，____ g。入__、__剂，每次____g。__炙减毒。

【使用注意】_____、____忌用。反____。

甘 遂

【功效】泻水逐饮，消肿散结。

【应用】

1. 水肿，鼓胀，胸胁停饮。

2. 风痰癫痫。

3. 疮痈肿毒。

【用法用量】入丸、散服，每次 0.5 ～ 1g。醋炙减毒。

【使用注意】虚弱者、孕妇忌用。反甘草。

京大戟

【功效】泻水逐饮，消肿散结。

【用法用量】煎服，1.5 ～ 3g。入丸、散剂，每次 1g。醋炙减低毒性。

【使用注意】虚弱者、孕妇忌用。反甘草。

芫 花

【功效】泻水逐饮，祛痰止咳，杀虫疗疮。

【用法用量】煎服，1.5 ～ 3g。入丸、散剂，每次 0.6g。醋炙减毒。

【使用注意】虚弱者、孕妇忌用。反甘草。

牵牛子

【功效】泻下逐水，_____。

【应用】___，___，痰饮咳喘，_____。

【用法用量】煎服，3 ～ 9g。入丸、散剂，每次1.5 ～ 3g。____药性减缓。

【使用注意】____忌用。畏____、_____。

巴　豆

【功效】峻下____，_____，_____，外用____。

【用法用量】入丸、散，每次____g。____减毒。

【使用注意】____、____忌用。畏___。

商　陆

【性味归经】苦，寒。_____。归肺、脾、肾、大肠经。

【功效】泻下逐水，_____。

【应用】

1. 水肿，_____。

2._____。

【用法用量】煎服，5 ～ 10g。____炙以降低毒性。外用适量。

【使用注意】孕妇忌用。

牵牛子

【功效】泻下逐水，去积杀虫。

【应用】水肿，鼓胀，痰饮咳喘，虫积腹痛。

【用法用量】煎服，3～9g。入丸、散剂，每次1.5～3g。炒用药性减缓。

【使用注意】孕妇忌用。畏巴豆、巴豆霜。

巴 豆

【功效】峻下冷积，逐水退肿，祛痰利咽，外用蚀疮。

【用法用量】入丸、散，每次0.1～0.3g。制霜减毒。

【使用注意】孕妇、体弱者忌用。畏牵牛子。

商 陆

【性味归经】苦，寒。有毒。归肺、脾、肾、大肠经。

【功效】泻下逐水，消肿散结。

【应用】

1. 水肿，鼓胀。

2. 疮痈肿毒。

【用法用量】煎服，5～10g。醋炙以降低毒性。外用适量。

【使用注意】孕妇忌用。

药名	功效
大黄	
芒硝	
番泻叶	
芦荟	

药名	功效
火麻仁	
郁李仁	

药名	功效
甘遂	
牵牛子	
巴豆	
京大戟	
芫花	
商陆	

第四章　祛风湿药

第一节　祛风寒湿药

独　活

【性味归经】辛、苦，微温。归肾、膀胱经。

【功效】祛风湿，____，____。

【应用】

1._____。为治_____的主药，尤以_____为宜。

2._____。

3. 少阴头痛。

威灵仙

【功效】祛风湿，_____，_____。

【应用】

1._____。为治疗_____的要药。

2._____。

此外，还治_____、____ 牙痛、胃脘痛等，并能_____，可用于痰饮、噎膈、痞积。

独 活

【性味归经】辛、苦，微温。归肾、膀胱经。

【功效】祛风湿，止痛，解表。

【应用】

1. 风寒湿痹。为治风湿痹痛的主药，尤以腰以下寒湿痹痛为宜。

2. 风寒夹湿表证。

3. 少阴头痛。

威灵仙

【功效】祛风湿，通络止痛，消骨鲠。

【应用】

1. 风湿痹痛。为治疗风湿痹痛的要药。

2. 骨髓咽喉。

此外，还治跌打伤痛、头痛、牙痛、胃脘痛等，并能消痰逐饮，可用于痰饮、噎膈、痞积。

川 乌

【功效】祛风湿，_____。

【应用】

1._____。

2._____，寒疝作痛。

3. 跌打损伤，麻醉止痛。

【使用注意】

1.____忌用。

2. 反____、_____、____、____、____、_____。

3. 内服炮制用，生品慎____。

4.____、_____易中毒，应慎用。

蕲 蛇

【性味归经】甘、咸，温；____。归肝经。

【功效】祛风，____，____。

【应用】

1._____，中风不遂。尤善治_____。

2._____，破伤风。

3. 麻风，疥癣。

此外，以毒攻毒，可治____、____、恶疮。

【用法】煎服，3～9g。研末吞服，或酒浸、熬膏，或入丸、散服。

乌梢蛇

【功效】祛风，通络，____。

川　乌

【功效】祛风湿，温经止痛。

【应用】

1.风寒湿痹。

2.心腹冷痛，寒疝作痛。

3.跌打损伤，麻醉止痛。

【使用注意】

1.孕妇忌用。

2.反半夏、瓜蒌、川（浙）贝母、白蔹，白及、天花粉。

3.内服炮制用，生品慎内服。

4.酒浸、酒煎服易中毒，应慎用。

蕲　蛇

【性味归经】甘、咸，温；有毒。归肝经。

【功效】祛风，通络，止痉。

【应用】

1.风湿顽痹，中风不遂。尤善治病深日久之风湿顽痹。

2.小儿惊风，破伤风。

3.麻风，疥癣。

此外，以毒攻毒，可治瘰疬、梅毒、恶疮。

【用法】煎服，3～9g。研末吞服，或酒浸、熬膏，或入丸、散服。

乌梢蛇

【功效】祛风，通络，止痉。

草 乌

【性味与归经】辛、苦，热；有＿＿＿。归心、肝、肾、脾经。

【功效】祛风除湿，＿＿＿＿＿＿＿。

【应用】风寒湿痹，关节疼痛，＿＿＿＿＿＿＿＿，寒疝作痛，麻醉止痛。

【使用注意】＿＿＿＿＿宜慎；＿＿＿＿禁用；不宜与＿＿＿＿、瓜蒌、瓜蒌子、瓜蒌皮、天花粉、川贝母、浙贝母、平贝母、伊贝母、湖北贝母、白蔹、白及同用。

木 瓜

【性味归经】酸，温。归肝、＿经。

【功效】舒筋活络，＿＿＿＿＿＿＿＿。

【应用】

1.风湿痹证。为治＿＿＿＿＿＿＿、＿＿＿＿＿＿＿之要药。

2.＿＿＿＿＿＿＿＿。

3.＿＿＿＿＿＿＿＿。

海风藤

【性味归经】辛、苦，微温。归肝经。

【功效】祛风湿，＿＿＿＿＿＿＿＿＿。

【应用】

1.风寒湿痹。

2.＿＿＿＿＿＿＿＿＿。

草 乌

【性味与归经】辛、苦，热；有大毒。归心、肝、肾、脾经。

【功效】祛风除湿，温经止痛。

【应用】风寒湿痹，关节疼痛，心腹冷痛，寒疝作痛，麻醉止痛。

【使用注意】生品内服宜慎；孕妇禁用；不宜与半夏、瓜蒌、瓜蒌子、瓜蒌皮、天花粉、川贝母、浙贝母、平贝母、伊贝母、湖北贝母、白蔹、白及同用。

木 瓜

【性味归经】酸，温。归肝、胃经。

【功效】舒筋活络，和胃化湿。

【应用】

1. 风湿痹证。为治风湿痹痛、筋脉拘急之要药。

2. 脚气水肿。

3. 吐泻转筋。

海风藤

【性味归经】辛、苦，微温。归肝经。

【功效】祛风湿，通络止痛。

【应用】

1. 风寒湿痹。

2. 跌打损伤。

昆明山海棠

【性味归经】苦、辛，温；有_____。归肝、脾、肾经。

【功效】祛风湿，祛瘀通络，_____。

【应用】

1. 风湿痹证。

2. 跌打损伤，骨折。

此外，本品尚有_____、_____作用，用于产后出血过多、癌肿、顽癣等。

【用法用量】煎服，根 6 ～ 15g，茎枝 20 ～ 30g，宜____；或酒浸服。外用适量。

【使用注意】____及体弱者忌服。

昆明山海棠

【性味归经】苦、辛，温；有大毒。归肝、脾、肾经。

【功效】祛风湿，祛瘀通络，续筋接骨。

【应用】

1. 风湿痹证。

2. 跌打损伤，骨折。

此外，本品尚有止血、解毒杀虫的作用，用于产后出血过多、癌肿、顽癣等。

【用法用量】煎服，根 6 ~ 15g，茎枝 20 ~ 30g，宜先煎；或酒浸服。外用适量。

【使用注意】孕妇及体弱者忌服。

第二节　祛风湿热药

秦　艽

【性味归经】辛、苦,____。归胃、肝、胆经。

【功效】祛风湿,_____,_____,_____。

【应用】

1. 风湿痹证。为_____,风湿痹证_____均可用,尤治____。

2. 中风不遂。

3. 骨蒸潮热,疳积发热。为治____要药。

4. 湿热黄疸。

防　己

【性味归经】苦、辛,__。归____、肺经。

【功效】祛风湿,____,_____。

【应用】

1. 风湿痹证。尤治_____。

2. ____,小便不利,脚气。

3. 湿疹疮毒。

【使用注意】_____、_____慎服。

秦 艽

【性味归经】辛、苦，平。归胃、肝、胆经。

【功效】祛风湿，通络止痛，退虚热，清湿热。

【应用】

1. 风湿痹证。为风药中之润剂，风湿痹证无论新久寒热均可用，尤治热痹。

2. 中风不遂。

3. 骨蒸潮热，疳积发热。为治虚热要药。

4. 湿热黄疸。

防 己

【性味归经】苦、辛，寒。归膀胱、肺经。

【功效】祛风湿，止痛，利水消肿。

【应用】

1. 风湿痹证。尤治湿热痹。

2. 水肿，小便不利，脚气。

3. 湿疹疮毒。

【使用注意】脾胃虚寒、阳虚体弱者慎服。

豨莶草

【功效】祛风湿，_____，____。

【用法】煎服，9～12g。治_____、_____宜制用；治_____、_____宜生用。

络石藤

【功效】祛风通络，_____。

桑 枝

【功效】祛风湿，_____。

雷公藤

【性味归经】苦、辛，寒；有_____。归肝、肾经。

【功效】祛风湿，_____通络，消肿止痛，_____。

【应用】

1. 风湿顽痹。

2. 麻风病，____、____，疥疮，皮炎，皮疹。

3. 疔疮肿毒。

【用法用量】煎汤，10～25g（带根皮者减量），文火煎1～2小时；研粉，每日1.5～4.5g。外用适量。

【使用注意】内脏有_____病变及_____减少者慎服；孕妇忌用。

豨莶草

【功效】祛风湿，利关节，解毒。

【用法】煎服，9～12g。治风湿痹痛、半身不遂宜制用；治风疹湿疮、疮痈宜生用。

络石藤

【功效】祛风通络，凉血消肿。

桑 枝

【功效】祛风湿，利关节。

雷公藤

【性味归经】苦、辛，寒；有大毒。归肝、肾经。

【功效】祛风湿，活血通络，消肿止痛，杀虫解毒。

【应用】

1. 风湿顽痹。

2. 麻风病，顽癣，湿疹，疥疮，皮炎，皮疹。

3. 疔疮病肿毒。

【用法用量】煎汤，10～25g（带根皮者减量），文火煎1～2小时；研粉，每日1.5～4.5g。外用，适量。

【使用注意】内脏有器质性病变及白细胞减少者慎服；孕妇忌用。

臭梧桐

【性味归经】辛、苦、甘，凉。归____经。

【功效】祛风湿，通经络，_____。

【应用】

1. 风湿痹证。

2._____，湿疮。

3._____，头痛眩晕。

现常用于_____。

【用法用量】煎服，5～15g；研末服，每次3g。外用适量。用于_____不宜久煎。

海桐皮

【性味归经】苦、辛，平。归肝经。

【功效】祛风湿，通络止痛，_____。

【应用】

1. 风湿痹证。

2._____。

臭梧桐

【性味归经】辛、苦、甘，凉。归肝经。

【功效】祛风湿，通经络，平肝。

【应用】

1. 风湿痹证。

2. 风疹，湿疮。

3. 肝阳上亢，头痛眩晕。

现常用于高血压病。

【用法用量】煎服，5～15g；研末服，每次3g。外用适量。用于高血压病不宜久煎。

海桐皮

【性味归经】苦、辛，平。归肝经。

【功效】祛风湿，通络止痛，杀虫止痒。

【应用】

1. 风湿痹证。

2. 疥癣，湿疹。

第三节　祛风湿强筋骨药

五加皮

【功效】祛风湿，补肝肾，强筋骨，_____。
【应用】
1.风湿痹证。
2.肝肾亏虚筋骨痿软，小儿行迟，_____。
3._____。

桑寄生

【性味归经】苦、甘，_____。归肝、肾经。
【功效】祛风湿，补肝肾，强筋骨，_____。
【应用】
1.风湿痹证。对_____，_____风湿痹痛尤宜。
2._____，妊娠漏血，_____。

狗　脊

【功效】祛风湿，补肝肾，_____。

五加皮+桑寄生
+狗脊

五加皮

【功效】祛风湿，补肝肾，强筋骨，利水。

【应用】

1.风湿痹证。

2.肝肾亏虚筋骨痿软，小儿行迟，体虚乏力。

3.水肿脚气。

桑寄生

【性味归经】苦、甘，平。归肝、肾经。

【功效】祛风湿，补肝肾，强筋骨，安胎。

【应用】

1.风湿痹证。对痹证日久，肝肾不足之风湿痹痛尤宜。

2.崩漏经多，妊娠漏血，胎动不安。

狗 脊

【功效】祛风湿，补肝肾，强腰膝。

药名	功效
独活	
威灵仙	
蕲蛇	
木瓜	
川乌	
草乌	
乌梢蛇	
海风藤	
昆明山海棠	

药名	功效
秦艽	
防己	
豨莶草	
络石藤	
桑枝	
雷公藤	
臭梧桐	
海桐皮	

药名	功效
桑寄生	
五加皮	
狗脊	

第五章　化湿药

藿　香

【性味归经】辛，微温。归脾、胃、肺经。

【功效】化湿，＿＿＿，＿＿＿。

【应用】

1. 湿滞中焦。为＿＿＿＿＿＿要药；多治寒湿困脾证。

2. 呕吐。善治＿＿＿＿＿＿＿＿＿。

3. 暑湿，湿温初起。

佩　兰

【功效】化湿，＿＿＿。

苍　术

【性味归经】辛、苦，温。归脾、胃、＿经。

【功效】燥湿＿＿＿，＿＿＿＿＿＿。

【应用】

1. ＿＿＿＿＿＿。

2. 风湿痹证。长于祛湿，＿＿＿＿尤宜。

3. ＿＿＿＿＿＿。

此外，尚能＿＿＿，治＿＿＿、目花。

藿 香

【性味归经】辛，微温。归脾、胃、肺经。

【功效】化湿，止呕，解暑。

【应用】

1. 湿滞中焦。为芳香化湿要药；多治寒湿困脾证。

2. 呕吐。善治湿浊中阻之呕吐。

3. 暑湿，湿温初起。

佩 兰

【功效】化湿，解暑。

苍 术

【性味归经】辛、苦，温。归脾、胃、肝经。

【功效】燥湿健脾，祛风散寒。

【应用】

1. 湿阻中焦证。

2. 风湿痹证。长于祛湿，痹证湿胜者尤宜。

3. 风寒夹湿表证。

此外，尚能明目，治夜盲、目花。

厚 朴

【性味归经】苦、辛，温。归脾、____、____、____经。

【功效】燥湿____,_____。

【应用】

1.湿阻中焦，_____。为_____要药。

2.食积气滞，_____。

3._____。

4._____。

砂 仁

【功效】化湿____,_____,____。

【应用】

1.湿阻中焦，_____。

2._____，____。

3.妊娠恶阻，_____。

【用法】煎服，3～6g，宜____。

厚 朴

【性味归经】苦、辛，温。归脾、胃、肺、大肠经。
【功效】燥湿消痰，下气除满。
【应用】
1. 湿阻中焦，脘腹胀满。为消除胀满要药。
2. 食积气滞，腹胀便秘。
3. 痰饮喘咳。
4. 梅核气。

砂 仁

【功效】化湿行气，温中止泻，安胎。
【应用】
1. 湿阻中焦，脾胃气滞。
2. 脾胃虚寒，吐泻。
3. 妊娠恶阻，胎动不安。
【用法】煎服，3～6g，宜后下。

豆 蔻

【功效】化湿____，_____。

【应用】

1. 湿阻中焦，脾胃气滞。

2. ____。

【用法】煎服，3～6g，宜____。

草 果

【功效】燥湿温中，_____。

草豆蔻

【性味归经】辛，温。归脾、胃经。

【功效】燥湿行气，_____。

【应用】

1. 寒湿中阻。

2. 寒湿呕吐。

【用法用量】煎服，3～6g。入散剂较佳。入汤剂宜后下。

【使用注意】阴虚血燥者慎用。

砂仁＋豆蔻＋草果

豆　蔻

【功效】化湿行气，温中止呕。

【应用】

1. 湿阻中焦，脾胃气滞。

2. 呕吐。

【用法】煎服，3～6g，宜后下。

草　果

【功效】燥湿温中，除痰截疟。

草豆蔻

【性味归经】辛，温。归脾、胃经。

【功效】燥湿行气，温中止呕。

【应用】

1. 寒湿中阻。

2. 寒湿呕吐。

【用法用量】煎服，3～6g。入散剂较佳。入汤剂宜后下。

【使用注意】阴虚血燥者慎用。

药名	功效
藿香	
苍术	
厚朴	
砂仁	
豆蔻	
佩兰	
草果	
草豆蔻	

第六章 利水渗湿药

第一节 利水消肿药

茯苓

【性味归经】甘、淡，平。归____、脾、肾经。
【功效】利水渗湿，____，____。
【应用】
1.____。甘淡平和，利水而不伤正，为_____
要药。
2._____。
3.____。
4.____，失眠。

薏苡仁

【性味归经】甘、淡，凉。归脾、胃、__经。
【功效】利水渗湿，____，____，____。
【应用】
1.____，小便不利，脚气。_____尤宜。
2. 脾虚泄泻
3.____。
4.____，肠痈。
【用法】煎服，9～30g。生用_____，炒用
_____。

茯苓

【性味归经】甘、淡，平。归心、脾、肾经。

【功效】利水渗湿，健脾，宁心。

【应用】

1. 水肿。甘淡平和，利水而不伤正，为利水消肿要药。

2. 脾虚泄泻。

3. 痰饮。

4. 心悸，失眠。

薏苡仁

【性味归经】甘、淡，凉。归脾、胃、肺经。

【功效】利水渗湿，健脾，除痹，清热排脓。

【应用】

1. 水肿，小便不利，脚气。脾虚湿滞尤宜。

2. 脾虚泄泻。

3. 湿痹拘挛。

4. 肺痈，肠痈。

【用法】煎服，9～30g。生用清利湿热，炒用健脾止泻。

猪 苓

【功效】利水渗湿。
【应用】水肿，_____，____。

泽 泻

【性味归经】甘，寒。归肾、膀胱经。
【功效】利水，渗湿，____。
【应用】
1. 水肿，_____，____。
2. ____，遗精。性寒，能_____，对_____者尤宜。

香加皮

【功效】利水消肿，_____，_____。

猪 苓

【功效】利水渗湿。
【应用】水肿,小便不利,泄泻。

泽 泻

【性味归经】甘,寒。归肾、膀胱经。
【功效】利水,渗湿,泄热。
【应用】
1.水肿,小便不利,泄泻。
2.淋证,遗精。性寒,能泄肾与膀胱之热,对下焦湿热者尤宜。

香加皮

【功效】利水消肿,祛风湿,强筋骨。

第二节　利尿通淋药

车前子

【性味归经】甘，微寒。归肝、肾、肺、小肠经。

【功效】利尿通淋，_____，____，____。

【应用】

1._____，水肿。甘寒滑利，_____尤宜。

2._____。能分清浊而止泻，即利小便，实大便。

_____尤宜。

3. 目赤昏花，翳障。

4. 痰热咳嗽。

【用法】煎服，宜____。

滑　石

【功效】利水通淋，_____；外用_____。

【应用】

1._____，石淋，尿热涩痛。

2._____，湿温初起。

3.____，____，痱子。

【用法】煎服，宜____。外用适量。

车前子

车前子

【性味归经】甘，微寒。归肝、肾、肺、小肠经。

【功效】利尿通淋，渗湿止泻，明目，祛痰。

【应用】

1. 淋证，水肿。甘寒滑利，湿热淋证尤宜。

2. 泄泻。能分清浊而止泻，即利小便，实大便。小便不利之水泻尤宜。

3. 目赤昏花，翳障。

4. 痰热咳嗽。

【用法】煎服，宜包煎。

滑　石

【功效】利水通淋，清热解暑；外用收湿敛疮。

【应用】

1. 热淋，石淋，尿热涩痛。

2. 暑湿烦渴，湿温初起。

3. 湿疮，湿疹，痱子。

【用法】煎服，宜包煎。外用适量。

通　草

【功效】利尿通淋，_____。

瞿　麦

【功效】利尿通淋，_____。

地肤子

【功效】利尿通淋，_____，____。

海金沙

【功效】利尿通淋，____。
【用法】煎服，宜____。

石　韦

【功效】利尿通淋，_____，_____。

通 草

【功效】利尿通淋，通气下乳。

瞿 麦

【功效】利尿通淋，破血通经。

地肤子

【功效】利尿通淋，清热利湿，止痒。

海金沙

【功效】利尿通淋，止痛。
【用法】煎服，宜包煎。

石 韦

【功效】利尿通淋，清肺止咳，凉血止血。

萆 薢

【功效】利湿去浊，＿＿＿＿＿＿＿。

萹 蓄

【功效】利尿通淋，＿＿＿＿＿＿＿。

木 通

【功效】利尿通淋，＿＿＿＿＿，＿＿＿＿＿＿＿。

冬葵子

【性味归经】甘、涩，凉。归大肠、小肠、膀胱经。

【功效】利尿通淋，＿＿＿＿，＿＿＿＿＿。

【应用】

1. 淋证。

2. ＿＿＿＿＿＿＿，乳房胀痛。

3. ＿＿＿＿＿。

【使用注意】本品寒润滑利，＿＿＿＿＿＿＿与＿＿＿＿慎用。

灯心草

【性味归经】甘、淡，微寒。归心、肺、小肠经。

【功效】利尿通淋，＿＿＿＿＿＿＿。

【应用】

1. 淋证。

2. ＿＿＿＿＿＿＿，口舌生疮。

【用法用量】煎服，1～3g。外用适量。

萆 薢

【功效】利湿去浊，祛风除痹。

萹 蓄

【功效】利尿通淋，杀虫止痒。

木 通

【功效】利尿通淋，清心火，通经下乳。

冬葵子

【性味归经】甘、涩，凉。归大肠、小肠、膀胱经。
【功效】利尿通淋，下乳，润肠。
【应用】
1.淋证。
2.乳汁不通，乳房胀痛。
3.便秘。
【使用注意】本品寒润滑利，脾虚便溏者与孕妇慎用。

灯心草

【性味归经】甘、淡，微寒。归心、肺、小肠经。
【功效】利尿通淋，清心降火。
【应用】
1.淋证。
2.心烦失眠，口舌生疮。
【用法用量】煎服，1 ～ 3g。外用适量。

第三节　利湿退黄药

茵　陈

【性味归经】苦、辛，微寒。归脾、胃、肝、胆经。

【功效】清利湿热，_____。

【应用】

1. 黄疸。为治_____要药。

2. 湿疮瘙痒。

金钱草

【性味归经】甘、咸，微寒。归肝、胆、肾、膀胱经。

【功效】利湿退黄，_____，_____。

【应用】

1. 湿热黄疸。

2. ____，热淋。善消____，善治____。

3. _____，毒蛇咬伤。

虎　杖

【功效】利湿退黄，_____，_____，_____，_____。

【应用】

1. 湿热黄疸，淋浊，带下。

2. _____，痈肿疮毒，蛇咬伤。

3. ____，癥瘕，跌打损伤。

4. _____。

5. _____。

茵 陈

【性味归经】苦、辛，微寒。归脾、胃、肝、胆经。
【功效】清利湿热，利胆退黄。
【应用】
1. 黄疸。为治湿热黄疸要药。
2. 湿疮瘙痒。

金钱草

【性味归经】甘、咸，微寒。归肝、胆、肾、膀胱经。
【功效】利湿退黄，利尿通淋，解毒消肿。
【应用】
1. 湿热黄疸。
2. 石淋，热淋。善消结石，善治石淋。
3. 痈肿疔疮，毒蛇咬伤。

虎 杖

【功效】利湿退黄，清热解毒，散瘀止痛，化痰止咳，泄热通便。
【应用】
1. 湿热黄疸，淋浊，带下。
2. 水火烫伤，痈肿疮毒，蛇咬伤。
3. 经闭，癥瘕，跌打损伤。
4. 肺热咳嗽。
5. 热结便秘。

珍珠草

【性味归经】甘、苦，凉。归肝、肺经，

【功效】利湿退黄，_____，____，____。

【应用】

1. 湿热黄疸，泄痢，淋证。

2. 疮疡肿毒，蛇犬咬伤。

3. _____。

4. 小儿____。

【用法用量】煎服，15 ～ 30g，鲜品 30 ～ 60g。外用适量。

【使用注意】苦凉之品，阳虚体弱者慎用。

珍珠草

【性味归经】甘、苦，凉。归肝、肺经，

【功效】利湿退黄，清热解毒，明目，消积。

【应用】

1. 湿热黄疸，泄痢，淋证。

2. 疮疡肿毒，蛇犬咬伤。

3. 目赤肿痛。

4. 小儿疳积。

【用法用量】煎服，15～30g，鲜品30～60g。外用适量。

【使用注意】苦凉之品，阳虚体弱者慎用。

药名	功效
茯苓	
薏苡仁	
泽泻	
猪苓	
香加皮	

药名	功效
车前子	
滑石	
石韦	
木通	
通草	
瞿麦	
地肤子	
海金沙	
萆薢	
萹蓄	
冬葵子	
灯心草	

药名	功效
茵陈	
金钱草	
虎杖	
珍珠草	

第七章　温里药

附　子

【性味归经】辛、甘，＿＿＿；有毒。归＿＿＿、＿＿＿、＿＿＿经。

【功效】＿＿＿＿＿＿，＿＿＿＿＿＿，＿＿＿＿＿。

【应用】

1.＿＿＿＿＿＿。上助心阳、中温脾阳、下补肾阳，"＿＿＿＿＿＿＿＿＿＿"。

2.＿＿＿＿＿。能温一身之阳，诸脏阳虚皆可用。

3.＿＿＿＿＿。散寒止痛较强，走而不守，尤善治＿＿＿＿＿＿。

【用法用量】煎服，3～15g，先煎＿＿＿＿＿。

【使用注意】＿、＿＿＿＿＿忌用。反＿＿＿、＿＿＿、＿＿＿、＿＿＿＿＿。生品外用，内服须＿＿＿。内服过量，或炮制、煎法不当，可致中毒。

干　姜

【性味归经】辛，热。归脾、＿＿＿、肾、心、＿＿＿经。

【功效】温中散寒，回阳＿＿＿，＿＿＿＿。

【应用】

1.腹痛吐泻。为＿＿＿＿＿＿之主药。

2.亡阳证。

3.＿＿＿＿＿＿。

附子

附　子

【性味归经】辛、甘，大热；有毒。归心、肾、脾经。

【功效】回阳救逆，补火助阳，散寒止痛。

【应用】

1. 亡阳证。上助心阳、中温脾阳、下补肾阳，"回阳救逆第一品药"。

2. 阳虚证。能温一身之阳，诸脏阳虚皆可用。

3. 寒痹证。散寒止痛较强，走而不守，尤善治寒痹痛剧。

【用法用量】煎服，3～15g，先煎0.5～1小时。

【使用注意】孕妇、阴虚阳亢者忌用。反半夏、瓜蒌、贝母、白蔹、白及。生品外用，内服须炮制。内服过量，或炮制、煎法不当，可致中毒。

干　姜

【性味归经】辛，热。归脾、胃、肾、心、肺经。

【功效】温中散寒，回阳通脉，温肺化饮。

【应用】

1. 腹痛吐泻。为温暖中焦之主药。

2. 亡阳证。

3. 寒饮喘咳。

肉 桂

【性味归经】辛、甘，＿＿＿。归肾、脾、心、肝经。

【功效】补火助阳，散寒止痛，＿＿＿＿＿＿，＿＿＿＿＿＿。

【应用】

1.＿＿＿，＿＿＿。补火助阳，益阳消阴，为治＿＿＿＿＿＿＿之要药。

2.＿＿＿，寒疝。

3.＿＿＿，腰痛，阴疽，＿＿＿，＿＿＿。

4.＿＿＿＿＿＿＿。

此外，少量配入＿＿＿＿＿＿＿方中，可鼓舞气血生长。

【用法用量】煎服，1～4.5g，宜＿＿＿或＿＿＿；研末冲服，每次 1～2g。

【使用注意】

1.＿＿＿、＿＿＿＿＿＿、＿＿＿＿＿＿、＿＿＿忌用。

2.畏＿＿＿＿＿＿。

小茴香

【功效】散寒止痛，＿＿＿＿＿＿＿。

【应用】

1.＿＿＿＿＿＿＿，睾丸偏坠疼痛，＿＿＿＿＿＿＿，＿＿＿。

2. 中焦＿＿＿＿＿＿＿。

肉 桂

【性味归经】辛、甘，大热。归肾、脾、心、肝经。

【功效】补火助阳，散寒止痛，温通经脉，引火归元。

【应用】

1. 阳痿，宫冷。补火助阳，益阳消阴，为治命门火衰之要药。

2. 腹痛，寒疝。

3. 胸痹，腰痛，阴疽，闭经，痛经。

4. 虚阳上浮。

此外，少量配入补益气血方中，可鼓舞气血生长。

【用法用量】煎服，1 ～ 4.5g，宜后下或焗服；研末冲服，每次 1 ～ 2g。

【使用注意】

1. 实热、阴虚火旺、血热出血、孕妇忌用。

2. 畏赤石脂。

小茴香

【功效】散寒止痛，理气和胃。

【应用】

1. 寒疝腹痛，睾丸偏坠疼痛，少腹冷痛，痛经。

2. 中焦虚寒气滞证。

吴茱萸

【性味归经】辛、苦，热；有____。归__、脾、__、__经。

【功效】散寒止痛，_____，_____。

【应用】

1._____。既散肝经之寒邪，又疏肝气之郁滞，为治_____之要药。

2._____。

3._____。为治_____，_____之常用药。

【用法用量】煎服 1.5 ～ 4.5g。外用适量。

【使用注意】

1. 不宜____、____。

2._____忌用。

丁　香

【功效】_____，散寒止痛，_____。

【应用】

1._____。

2. 脘腹冷痛。

3.____，宫冷。

【使用注意】____、_____忌用。畏____。

高良姜

【功效】散寒____，温中____。

吴茱萸

【性味归经】辛、苦，热；有小毒。归肝、脾、胃、肾经。

【功效】散寒止痛，降逆止呕，助阳止泻。

【应用】

1. 寒凝疼痛。既散肝经之寒邪，又疏肝气之郁滞，为治肝寒气滞诸痛之要药。

2. 胃寒呕吐。

3. 虚寒泄泻。为治脾肾阳虚，五更泄泻之常用药。

【用法用量】煎服 1.5 ～ 4.5g。外用适量。

【使用注意】

1. 不宜多服、久服。

2. 阴虚内热者忌用。

丁 香

【功效】温中降逆，散寒止痛，温肾助阳。

【应用】

1. 胃寒呕逆。

2. 脘腹冷痛。

3. 阳痿，宫冷。

【使用注意】热证、阴虚内热者忌用。畏郁金。

高良姜

【功效】散寒止痛，温中止呕。

花 椒

【功效】温中止痛，_____。

【应用】

1._____，____。

2. 虫积腹痛，____，阴痒。

【用法用量】煎服，3 ～ 6g。外用适量，煎汤熏洗。

荜 茇

【性味归经】辛，热。归胃、____经。

【功效】温中散寒，_____。

【应用】胃寒腹痛，____，呃逆，____。

此外，以本品配胡椒研末，填塞_____中，可治____疼痛。

【用法用量】煎服，1.5 ～ 3g。外用适量。

荜澄茄

【性味归经】辛，温。归脾、胃、____、____经。

【功效】温中散寒，行气止痛。

【应用】

1. 胃寒腹痛，呕吐，呃逆。

2._____。

此外，治下焦虚寒之小便不利，或寒湿郁滞之_____，可与萆薢、茯苓、乌药等同用。

【用法用量】煎服，1.5 ～ 3g。

花 椒

【功效】温中止痛，杀虫止痒。

【应用】

1. 中焦虚寒腹痛，吐泻。

2. 虫积腹痛，湿疹，阴痒。

【用法用量】煎服，3～6g。外用适量，煎汤熏洗。

荜 茇

【性味归经】辛，热。归胃、大肠经。

【功效】温中散寒，下气止痛。

【应用】胃寒腹痛，呕吐，呃逆，泄泻。

此外，以本品配胡椒研末，填塞龋齿孔中，可治龋齿疼痛。

【用法用量】煎服，1.5～3g。外用适量。

荜澄茄

【性味归经】辛，温。归脾、胃、肾、膀胱经。

【功效】温中散寒，行气止痛。

【应用】

1. 胃寒腹痛，呕吐，呃逆。

2. 寒疝腹痛。

此外，治下焦虚寒之小便不利，或寒湿郁滞之小便浑浊，可与萆薢、茯苓、乌药等同用。

【用法用量】煎服，1.5～3g。

胡 椒

【性味归经】辛，热。归胃、____经。

【功效】温中散寒，下____，_____。

【应用】

1. 胃寒腹痛，呕吐泄泻。

2. _____。

此外，胡椒作调味品，有开胃进食的作用。

【用法用量】煎服，2～4g；研末吞服，每次 0.6～1.5g。外用适量。

胡　椒

【性味归经】辛，热。归胃、大肠经。

【功效】温中散寒，下气，消痰。

【应用】

1. 胃寒腹痛，呕吐泄泻。

2. 癫痫证。

此外，胡椒作调味品，有开胃进食的作用。

【用法用量】煎服，2～4g；研末吞服，每次 0.6～1.5g。外用适量。

药名	功效
附子	
干姜	
肉桂	
吴茱萸	
小茴香	
丁香	
花椒	
高良姜	
荜茇	
荜澄茄	
胡椒	

第八章　理气药

陈　皮

【性味归经】辛、苦，＿＿。归脾、肺经。
【功效】理气＿＿＿，＿＿＿＿＿。
【应用】
1.＿＿＿＿＿＿＿。＿＿＿＿＿＿＿最宜。
2.＿＿＿＿，呃逆。
3.＿＿＿＿、寒痰咳嗽。为治＿＿之要药。
4.胸痹。

青　皮

【功效】＿＿＿＿＿＿＿，＿＿＿＿＿＿＿。
【应用】
1.＿＿＿＿＿＿＿。
2.＿＿＿＿＿＿＿。
3.＿＿＿＿＿＿＿。
4.癥瘕积聚，久疟痞块。

陈 皮

【性味归经】辛、苦，温。归脾、肺经。

【功效】理气健脾，燥湿化痰。

【应用】

1. 脾胃气滞证。寒湿中阻气滞最宜。

2. 呕吐，呃逆。

3. 湿痰、寒痰咳嗽。为治痰之要药。

4. 胸痹。

青 皮

【功效】疏肝破气，消积化滞。

【应用】

1. 肝郁气滞证。

2. 气滞脘腹疼痛。

3. 食积腹痛。

4. 癥瘕积聚，久疟痞块。

木 香

【性味归经】辛、苦，温。归脾、胃、大肠、胆、三焦经。

【功效】行气止痛，_____。

【应用】

1.脾胃气滞证。

2._____。善行大肠之滞气，为治_____之要药。

3._____，黄疸，疝气疼痛。

4.胸痹。

此外，醒脾开胃，_____配之，减轻_____的腻胃和滞气之弊。

【用法】煎服，1.5～6g。生用_____，煨用_____。

沉 香

【功效】行气止痛，_____，_____。

【应用】

1.胸腹胀痛。

2._____。

3.____。

【用法】煎服，1.5～4.5g，宜____；磨汁服，或入丸、散。

木 香

【性味归经】辛、苦，温。归脾、胃、大肠、胆、三焦经。

【功效】行气止痛，健脾消食。

【应用】

1. 脾胃气滞证。

2. 泻痢里急后重。善行大肠之滞气，为治湿热泻痢之要药。

3. 腹痛胁痛，黄疸，疝气疼痛。

4. 胸痹。

此外，醒脾开胃，补益药配之，减轻补益药的腻胃和滞气之弊。

【用法】煎服，1.5～6g。生用行气力强，煨用行气力缓而实肠止泻。

沉 香

【功效】行气止痛，温中止呕，纳气平喘。

【应用】

1. 胸腹胀痛。

2. 胃寒呕吐。

3. 虚喘。

【用法】煎服，1.5～4.5g，宜后下；磨汁服，或入丸、散。

川楝子

【功效】行气止痛，＿＿＿。

【应用】

1.＿＿＿＿＿＿。

2.＿＿＿＿＿＿。

3.头癣，秃疮。

【使用注意】＿＿＿，不宜过量或持续服用。＿＿＿＿＿慎用。

乌　药

【功效】行气止痛，＿＿＿＿＿＿。

【应用】寒凝气滞胸腹诸痛证，＿＿＿＿＿＿。

香　附

【性味归经】辛、微苦、微甘，平。归肝、脾、三焦经。

【功效】＿＿＿＿＿＿，＿＿＿＿＿，＿＿＿＿＿。

【应用】

1.肝郁气滞胁痛、腹痛。为＿＿＿＿＿＿，＿＿＿＿＿＿的要药。

2.＿＿＿＿＿＿，＿＿＿，乳房胀痛。为＿＿＿＿＿＿之要药。

3.气滞腹痛。

川楝子

川楝子

【功效】行气止痛，杀虫。

【应用】

1. 肝郁化火诸痛证。

2. 虫积腹痛。

3. 头癣，秃疮。

【使用注意】有毒，不宜过量或持续服用。脾胃虚寒者慎用。

乌 药

【功效】行气止痛，温肾散寒。

【应用】寒凝气滞胸腹诸痛证，尿频遗尿。

香 附

【性味归经】辛、微苦、微甘，平。归肝、脾、三焦经。

【功效】疏肝解郁，调经止痛，理气调中。

【应用】

1. 肝郁气滞胁痛、腹痛。为疏肝解郁，行气止痛的要药。

2. 月经不调，痛经，乳房胀痛。为妇科调经之要药。

3. 气滞腹痛。

佛 手

【功效】疏肝解郁，_____，_____。

薤 白

【性味归经】辛、苦，温。归肺、胃、大肠经。

【功效】_____，行气____。

【应用】

1._____。

2._____，泻痢里急后重。

檀 香

【功效】行气止痛，_____。

大腹皮

【功效】行气宽中，_____。

佛 手

【功效】疏肝解郁，理气和中，燥湿化痰。

薤 白

【性味归经】辛、苦，温。归肺、胃、大肠经。

【功效】通阳散结，行气导滞。

【应用】

1. 胸痹心痛。

2. 脘腹痞满胀痛，泻痢里急后重。

檀 香

【功效】行气止痛，散寒调中。

大腹皮

【功效】行气宽中，利水消肿。

枳 实

【性味归经】苦、辛、酸，温。归脾、胃、大肠经。

【功效】破气消积，_____。

【应用】

1._____，湿热泻痢。

2.____，结胸。

3._____。

4. 产后腹痛。

此外，可治_____病证。

枳 壳

【性味归经】苦、____、酸、微寒。归脾、胃经。

【功效】理气____，行滞____。

【应用】用于_____，胀满疼痛；_____；痰饮内停；脏器下垂。

荔枝核

【功效】行气____，祛寒止痛。

枳　实

【性味归经】苦、辛、酸，温。归脾、胃、大肠经。

【功效】破气消积，化痰除痞。

【应用】

1. 胃肠积滞，湿热泻痢。

2. 胸痹，结胸。

3. 气滞胸胁疼痛。

4. 产后腹痛。

此外，可治脏器下垂病证。

枳　壳

【性味归经】苦、辛、酸、微寒。归脾、胃经。

【功效】理气宽中，行滞消胀。

【应用】用于胸胁气滞，胀满疼痛；食积不化；痰饮内停；脏器下垂。

荔枝核

【功效】行气散结，祛寒止痛。

柿 蒂

【性味归经】苦、涩，平。归胃经。

【功效】降气_____。

【应用】_____。

香 橼

【性味归经】辛、微苦、酸，温。归_____、脾、胃、肺经。

【功效】_____，理气和中，_____。

【应用】

1._____，_____胀痛。

2.气滞，_____胀痛。

3.痰饮咳嗽，胸膈不利。

刀 豆

【性味归经】甘，温。归胃、肾经。

【功效】降气止呃，_____。

【应用】

1.呃逆，呕吐。

2._____。

柿 蒂

【性味归经】苦、涩，平。归胃经。
【功效】降气止呃。
【应用】呃逆证。

香 橼

【性味归经】辛、微苦、酸，温。归肝、脾、胃、肺经。
【功效】疏肝解郁，理气和中，燥湿化痰。
【应用】
1.肝胃气滞，胸胁胀痛。
2.脾胃气滞，脘腹胀痛。
3.痰饮咳嗽，胸膈不利。

刀 豆

【性味归经】甘，温。归胃、肾经。
【功效】降气止呃，温肾助阳。
【应用】
1.呃逆，呕吐。
2.肾虚腰痛。

梅　花

【性味与归经】微酸，平。归肝、胃、肺经。

【功效】____和中，_____。

【应用】

1. 肝胃气痛，郁闷心烦。

2. 梅核气。

3. 瘰疬疮毒。

玫瑰花

【性味归经】甘、微苦，温。归肝、脾经。

【功效】疏肝解郁，_____。

【应用】

1. 肝胃气痛。

2. _____，_____胀痛。

3. 跌打伤痛。

甘　松

【性味归经】辛、甘，温。归脾、胃经。

【功效】理气____，_____。

【应用】

1. 脘腹闷胀、疼痛。

2. _____，_____。

3. 湿脚气。

此外，单用泡汤嗽口，可治____。

梅 花

【性味与归经】微酸，平。归肝、胃、肺经。

【功效】疏肝和中，化痰散结。

【应用】

1. 肝胃气痛，郁闷心烦。

2. 梅核气。

3. 瘰疬疮毒。

玫瑰花

【性味归经】甘、微苦，温。归肝、脾经。

【功效】疏肝解郁，活血止痛。

【应用】

1. 肝胃气痛。

2. 月经不调，经前乳房胀痛。

3. 跌打伤痛。

甘 松

【性味归经】辛、甘，温。归脾、胃经。

【功效】理气止痛，开郁醒脾。

【应用】

1. 脘腹闷胀、疼痛。

2. 思虑伤脾，不思饮食。

3. 湿脚气。

此外，单用泡汤嗽口，可治牙痛。

药名	功效
陈皮	
枳实	
木香	
香附	
青皮	
沉香	
川楝子	
乌药	
薤白	
檀香	
荔枝核	
佛手	
大腹皮	
枳壳	
柿蒂	
香橼	
刀豆	
梅花	
玫瑰花	
甘松	

第九章　消食药

山　楂

【性味归经】酸、甘，微温。归脾、胃、__经。

【功效】消食化积，_____。

【应用】

1._____。_____之要药。

2. 泻痢腹痛，疝气痛。

3. 产后瘀阻腹痛，____。

此外，炒用_____。

神　曲

【功效】消食和胃。

【应用】饮食积滞，_____兼食积；助_____消化。

麦　芽

【功效】消食____，_____，_____。

【应用】

1._____食积。

2.____，乳房胀痛。

3._____或肝胃不和之____、脘腹痛。

【使用注意】_____慎用。

山 楂

【性味归经】酸、甘，微温。归脾、胃、肝经。

【功效】消食化积，行气散瘀。

【应用】

1. 肉食积滞。消油腻肉食积滞之要药。

2. 泻痢腹痛，疝气痛。

3. 产后瘀阻腹痛，痛经。

此外，炒用止泻止痢。

神 曲

【功效】消食和胃。

【应用】饮食积滞，外感表证兼食积；助金石药消化。

麦 芽

【功效】消食健胃，回乳消胀，疏肝解郁。

【应用】

1. 米面薯蓣食积。

2. 断乳，乳房胀痛。

3. 肝郁气滞或肝胃不和之胁痛、脘腹痛。

【使用注意】哺乳期妇女慎用。

稻　芽

【功效】消食和中，_____。

莱菔子

【性味归经】辛、甘，平。归____、脾、胃经。

【功效】消食____，_____。

【应用】

1.食积气滞。尤善____，_____。

2._____，胸闷食少。

此外，生研服可_____。

【使用注意】本品辛散耗气，气虚无____、____慎用。恶____。

鸡内金

【性味归经】甘，平。归脾、胃、小肠、____经。

【功效】消食健胃，_____。

【应用】

1.饮食积滞，小儿疳积。广泛用于各种食积证。

2._____，遗尿。

3._____，胆结石。

【用法】____服效果比煎剂好。

稻　芽

【功效】消食和中，健脾开胃。

莱菔子

【性味归经】辛、甘、平。归肺、脾、胃经。

【功效】消食除胀，降气化痰。

【应用】

1.食积气滞。尤善消食，行气除胀。

2.咳喘痰多，胸闷食少。

此外，生研服可涌吐风痰。

【使用注意】本品辛散耗气，气虚无食积、痰滞者慎用。恶人参。

鸡内金

【性味归经】甘，平。归脾、胃、小肠、膀胱经。

【功效】消食健胃，涩精止遗。

【应用】

1.饮食积滞，小儿疳积。广泛用于各种食积证。

2.遗精，遗尿。

3.石淋，胆结石。

【用法】研末服效果比煎剂好。

药名	功效
山楂	
莱菔子	
鸡内金	
神曲	
麦芽	
稻芽	

第十章　驱虫药

使君子

【功效】杀虫____。

【应用】

1. 蛔虫病，蛲虫病。

2. _____。

【用法用量】煎服，9～12g，捣碎；炒香嚼服，6～9g。小儿每岁_____，1日总量不超过____。____服用，每日1次，连用3日。

【使用注意】不宜大量服。忌与____同服。

苦楝皮

【功效】杀虫，____。

【应用】

1. 蛔虫病，钩虫病，蛲虫病。

2. ____，湿疮。

【用法用量】煎服，4.5～9g，鲜品15～30g。外用适量。

【使用注意】不宜过量或久服。有效成分难溶于水，需_____。

榧　子

【功效】杀虫消积，_____，_____。

使君子

【功效】杀虫消积。

【应用】

1. 蛔虫病，蛲虫病。

2. 小儿疳积。

【用法用量】煎服，9～12g，捣碎；炒香嚼服，6～9g。小儿每岁1～1.5粒，1日总量不超过20粒。空腹服用，每日1次，连用3日。

【使用注意】不宜大量服。忌与茶同服。

苦楝皮

【功效】杀虫，疗癣。

【应用】

1. 蛔虫病，钩虫病，蛲虫病。

2. 疥癣，湿疮。

【用法用量】煎服，4.5～9g，鲜品15～30g。外用适量。

【使用注意】不宜过量或久服。有效成分难溶于水，需文火久煎。

榧　子

【功效】杀虫消积，润肠通便，润肺止咳。

槟 榔

【性味归经】苦、辛，温。归胃、大肠经。

【功效】杀虫消积，____，____，____。

【应用】

1.肠道寄生虫病。对____疗效最佳。

2._____，泻痢后重。

3.____，脚气。

4.____。

【用法用量】煎服，3～10g。驱绦虫、姜片虫时，可用30～60g。生用力__，炒用力__；____优于____者。

【使用注意】_____、_____忌用；____慎用。

雷 丸

【功效】杀虫消积。

【用法用量】____调服，1次5～7g，每日3次，连服3日或入丸、散。

槟　榔

【性味归经】苦、辛，温。归胃、大肠经。

【功效】杀虫消积，行气，利水，截疟。

【应用】

1. 肠道寄生虫病。对绦虫疗效最佳。

2. 食积气滞，泻痢后重。

3. 水肿，脚气。

4. 疟疾。

【用法用量】煎服，3～10g。驱绦虫、姜片虫时，可用30～60g。生用力强，炒用力缓；鲜品优于陈久者。

【使用注意】脾虚便溏、气虚下陷者忌用；孕妇慎用。

雷　丸

【功效】杀虫消积。

【用法用量】饭后调服，1次5～7g，每日3次，连服3日或入丸、散。

南瓜子

【性味归经】甘，平。归胃、大肠经。

【功效】杀虫。

【应用】_____。

此外，南瓜子亦可用治_____，但须较大剂量（120g～200g），长期服用。

【用法用量】研粉，60～120g。冷开水调服。

鹤草芽

【性味归经】苦、涩，凉。归肝、小肠、大肠经。

【功效】杀虫。

【应用】_____。

此外，本品制成栓剂，治疗_____阴道炎，有一定疗效。本品亦可用治小儿头部_____。

南瓜子

【性味归经】甘，平。归胃、大肠经。

【功效】杀虫。

【应用】绦虫病。

此外，南瓜子亦可用治血吸虫病，但须较大剂量（120g～200g），长期服用。

【用法用量】研粉，60～120g。冷开水调服。

鹤草芽

【性味归经】苦、涩，凉。归肝、小肠、大肠经。

【功效】杀虫。

【应用】绦虫病。

此外，本品制成栓剂，治疗滴虫性阴道炎，有一定疗效。本品亦可用治小儿头部疖肿。

药名	功效
槟榔	
使君子	
苦楝皮	
雷丸	
榧子	
南瓜子	
鹤草芽	

第十一章　止血药

第一节　凉血止血药

小　蓟

【性味归经】甘、苦，凉。归心、肝经。

【功效】凉血止血，＿＿＿＿＿＿＿。

【应用】

1.＿＿＿＿＿。善治＿＿＿、＿＿＿。

2. 热毒痈肿。

大　蓟

【功效】凉血止血，＿＿＿＿＿＿＿。

【应用】

1.＿＿＿＿＿＿。

2. 热毒痈肿。

地　榆

【性味归经】苦、酸、涩，微寒。归肝、＿＿＿经。

【功效】凉血止血，＿＿＿＿＿。

【应用】

1. 血热出血证。尤宜＿＿＿＿＿＿＿的＿＿＿、＿＿＿、＿＿＿、崩漏等。

2.＿＿＿，＿＿＿，疮疡痈肿。为治＿＿＿之要药。

小 蓟

【性味归经】甘、苦，凉。归心、肝经。

【功效】凉血止血，散瘀解毒消痈。

【应用】

1. 血热出血证。善治尿血、血淋。

2. 热毒痈肿。

大 蓟

【功效】凉血止血，散瘀解毒消痈。

【应用】

1. 血热出血证。

2. 热毒痈肿。

地 榆

【性味归经】苦、酸、涩，微寒。归肝、大肠经。

【功效】凉血止血，解毒敛疮。

【应用】

1. 血热出血证。尤宜下焦血热的便血、痔血、血痢、崩漏等。

2. 烫伤，湿疹，疮疡痈肿。为治烫伤之要药。

槐 花

【功效】凉血止血，_____。

【应用】

1. 血热出血证。为_____要药。

2. 目赤，头痛。

【用法用量】煎服，10～15g。止血____，清热泻火____。

侧柏叶

【功效】凉血止血，_____，_____。

【应用】

1. 血热出血。

2._____。

3. 脱发，_____。

白茅根

【功效】凉血止血，_____，_____。

【应用】

1. 血热出血证。

2._____，_____，黄疸。

3._____，_____。

苎麻根

【性味归经】甘，寒。归心、肝经。

【功效】凉血止血，_____，_____。

【应用】

1._____。

2._____，胎漏下血。

3. 热毒痈肿。

槐　花

【功效】凉血止血，清肝泻火。

【应用】

1. 血热出血证。为痔疮要药。

2. 目赤，头痛。

【用法用量】煎服，10～15g。止血炒炭用，清热泻火生用。

侧柏叶

【功效】凉血止血，化痰止咳，生发乌发。

【应用】

1. 血热出血。

2. 肺热咳嗽。

3. 脱发，须发早白。

白茅根

【功效】凉血止血，清热利尿，清肺胃热。

【应用】

1. 血热出血证。

2. 水肿，热淋，黄疸。

3. 胃热呕哕，肺热咳嗽。

苎麻根

【性味归经】甘，寒。归心、肝经。

【功效】凉血止血，安胎，清热解毒。

【应用】

1. 血热出血证。

2. 胎动不安，胎漏下血。

3. 热毒痈肿。

第二节 化瘀止血药

三 七

【性味归经】甘、微苦，____。归肝、胃经。

【功效】化瘀止血，_____。

【应用】

1.出血证。功善止血，又能化瘀生新，有_____，_____之特点。

2._____，_____。活血化瘀而消肿定痛，为____要药。

此外，补虚强壮可治_____。

【用法用量】研末服，1～1.5g；煎服，3～10g；亦入丸、散。外用适量。

【使用注意】____慎用。

茜 草

【性味归经】苦，__。归肝经。

【功效】____化瘀止血，____。

【应用】

1.出血证。既凉血止血，又活血行血，_____尤宜。

2._____，跌打损伤，风湿痹痛。为_____要药。

三 七

【性味归经】甘、微苦，温。归肝、胃经。

【功效】化瘀止血，活血定痛。

【应用】

1. 出血证。功善止血，又能化瘀生新，有止血而不留瘀，化瘀而不伤正之特点。

2. 跌打损伤，瘀滞肿痛。活血化瘀而消肿定痛，为伤科要药。

此外，补虚强壮可治虚损劳伤。

【用法用量】研末服，1～1.5g；煎服，3～10g；亦入丸、散。外用适量。

【使用注意】孕妇慎用。

茜 草

【性味归经】苦，寒。归肝经。

【功效】凉血化瘀止血，通经。

【应用】

1. 出血证。既凉血止血，又活血行血，血热夹瘀出血尤宜。

2. 血瘀经闭，跌打损伤，风湿痹痛。为妇科调经要药。

蒲　黄

【功效】止血，化瘀，____。

【应用】

1. 出血证。

2. 瘀血痛证。

3._____。

【用法用量】煎服，3 ～ 10g，____。____炒炭用，
_____生用。

蒲 黄

【功效】止血，化瘀，利尿。

【应用】

1. 出血证。

2. 瘀血痛证。

3. 血淋尿血。

【用法用量】煎服，3～10g，包煎。止血炒炭用，化瘀、利尿生用。

第三节 收敛止血药

白 及

【性味归经】苦、甘、涩，寒。归肺、胃、肝经。

【功效】收敛止血，_____。

【应用】

1. 出血证。味涩质黏，为_____之要药。

2. ____，_____，烧烫伤。

【使用注意】反_____。

仙鹤草

【功效】收敛止血，____，____，____。

棕榈炭

【功效】收敛止血，_____。

血余炭

【功效】收敛止血，_____。

紫珠叶

【性味归经】苦、涩，凉。归肝、肺、胃经。

【功效】凉血____止血，_____。

【应用】

1. 出血证。

2. _____，热毒疮疡。

白 及

【性味归经】苦、甘、涩，寒。归肺、胃、肝经。
【功效】收敛止血，消肿生肌。
【应用】
1.出血证。味涩质黏，为收敛止血之要药。
2.疮痈，手足皲裂，烧烫伤。
【使用注意】反乌头类药。

仙鹤草

【功效】收敛止血，止痢，截疟，补虚。

棕榈炭

【功效】收敛止血，止泻止带。

血余炭

【功效】收敛止血，化瘀利尿。

紫珠叶

【性味归经】苦、涩，凉。归肝、肺、胃经。
【功效】凉血收敛止血，清热解毒。
【应用】
1.出血证。
2.烧烫伤，热毒疮疡。

第四节　温经止血药

艾　叶

【性味归经】辛、苦，温；有____。归肝、脾、肾经。

【功效】温经止血，_____，____。

【应用】

1. 虚寒出血证。适用于虚寒性出血，尤宜于____。

2. 虚寒月经不调、痛经。为治疗_____之要药。

3. 胎动不安。为____要药。

炮　姜

【功效】温经止血，_____。

灶心土

【性味归经】辛，温。归脾、胃经。

【功效】____止血，_____，_____。

【应用】

1. 出血证。

2. _____。

3. 脾虚久泻。

【用法用量】煎服，15 ～ 30g，布包，先煎；或 60 ～ 120g，煎汤代水；亦可入丸、散。外用适量。

艾 叶

【性味归经】辛、苦，温；有小毒。归肝、脾、肾经。

【功效】温经止血，散寒调经，安胎。

【应用】

1. 虚寒出血证。适用于虚寒性出血，尤宜于崩漏。

2. 虚寒月经不调、痛经。为治疗妇科下焦虚寒或寒客胞宫之要药。

3. 胎动不安。为安胎要药。

炮 姜

【功效】温经止血，温中止痛。

灶心土

【性味归经】辛，温。归脾、胃经。

【功效】温中止血，止呕，止泻。

【应用】

1. 出血证。

2. 胃寒呕吐。

3. 脾虚久泻。

【用法用量】煎服，15～30g，布包，先煎；或60～120g，煎汤代水；亦可入丸、散。外用适量。

药名	功效
小蓟	
大蓟	
地榆	
槐花	
侧柏叶	
白茅根	
苎麻根	

药名	功效
三七	
茜草	
蒲黄	

药名	功效
白及	
仙鹤草	
棕榈炭	
血余炭	
紫珠叶	

药名	功效
艾叶	
炮姜	
灶心土	

第十二章 活血化瘀药

第一节 活血止痛药

川 芎

【性味归经】辛，＿＿＿。归肝、胆、心包经。

【功效】活血＿＿＿＿，＿＿＿＿止痛。

【应用】

1.血瘀气滞痛证。为"＿＿＿＿＿＿＿"。

2.＿＿＿，风湿痹痛。"＿＿＿＿＿＿＿＿＿"，为治＿＿＿的要药。

延胡索

【性味归经】辛、苦，＿＿。归心、肝、脾经。

【功效】活血，＿＿＿＿，止痛。

【应用】＿＿＿＿＿＿＿＿＿＿＿＿。能"行血中气滞，气中血滞，故专治＿＿＿＿＿＿＿＿＿＿"。

【用法】煎服，3～10g；研末服，每次1～3g。醋炙＿＿＿＿＿＿＿。

姜 黄

【功效】活血＿＿＿＿，＿＿＿＿止痛。

【应用】

1.血瘀气滞证。

2.＿＿＿＿＿

3.牙痛，疮疡痈肿。

川芎＋延胡索
＋姜黄

川 芎

【性味归经】辛，温。归肝、胆、心包经。

【功效】活血行气，祛风止痛。

【应用】

1. 血瘀气滞痛证。为"血中气药"。

2. 头痛，风湿痹痛。"头痛不离川芎"，为治头痛的要药。

延胡索

【性味归经】辛、苦，温。归心、肝、脾经。

【功效】活血，行气，止痛。

【应用】血瘀气滞诸痛证。能"行血中气滞，气中血滞，故专治一身上下诸痛"。

【用法】煎服，3～10g；研末服，每次1～3g。醋炙增强止痛之功。

姜 黄

【功效】活血行气，通经止痛。

【应用】

1. 血瘀气滞证。

2. 风湿痹痛（偏上肢）。

3. 牙痛，疮疡痈肿。

郁　金

【性味归经】辛、苦，____。归肝、胆、心经。
【功效】活血止痛，_____，_____，_____。
【应用】
1. 血瘀气滞证。
2. _____，癫痫痰闭。
3. ____，倒经，____，血淋。
4. _____，胆石症。
【使用注意】畏____。

乳　香

【功效】活血____止痛，_____。
【应用】
1. _____，疮疡痈肿。
2. _____。
【使用注意】____慎用；____及____忌用。

没　药

【功效】活血止痛，_____。
【使用注意】同乳香。

郁　金

【性味归经】辛、苦，寒。归肝、胆、心经。

【功效】活血止痛，行气解郁，清心凉血，利胆退黄。

【应用】

1. 血瘀气滞证。

2. 热病神昏，癫痫痰闭。

3. 吐衄，倒经，尿血，血淋。

4. 湿热黄疸，胆石症。

【使用注意】畏丁香。

乳　香

【功效】活血行气止痛，消肿生肌。

【应用】

1. 跌打损伤，疮疡痈肿。

2. 血瘀气滞痛证。

【使用注意】胃弱者慎用；孕妇及无瘀者忌用。

没　药

【功效】活血止痛，消肿生肌。

【使用注意】同乳香。

五灵脂

【功效】活血止痛，_____。

【用法】煎服，3 ～ 10g，宜____。

【使用注意】_____、____慎用。畏_____。

降 香

【功效】化瘀止血，_____。

【用法用量】煎服，3 ～ 6g，宜____；研末吞服，每次 1 ～ 2g。外用适量，研末外敷。

五灵脂

【功效】活血止痛，化瘀止血。

【用法】煎服，3～10g，宜包煎。

【使用注意】血虚无瘀者、孕妇慎用。畏人参。

降 香

【功效】化瘀止血，理气止痛。

【用法用量】煎服，3～6g，宜后下；研末吞服，每次 1～2g。外用适量，研末外敷。

第二节 活血调经药

丹 参

【性味归经】苦，微寒。归心、心包、肝经。

【功效】活血调经，_____，_____，_____。

【应用】

1._____，痛经闭经，产后瘀滞腹痛。

2._____，脘腹疼痛，癥瘕积聚，跌打损伤，风湿痹证。

3. 疮痈肿毒。

4. 热病烦躁神昏，_____。

【使用注意】反____；____慎用。

红 花

【性味归经】辛，温。归心、肝经。

【功效】活血通经，_____。

【应用】

1._____，____，产后血瘀腹痛。

2._____。

3._____，血瘀腹痛、胁痛。

4._____，瘀滞肿痛。

5. 瘀滞斑疹色暗。

此外，还可用于____、_____、____、中风偏瘫、喉痹、目赤等。

丹 参

【性味归经】苦，微寒。归心、心包、肝经。

【功效】活血调经，祛瘀止痛，凉血消痈，除烦安神。

【应用】

1. 月经不调，痛经闭经，产后瘀滞腹痛。

2. 血瘀心痛，脘腹疼痛，癥瘕积聚，跌打损伤，风湿痹证。

3. 疮痈肿毒。

4. 热病烦躁神昏，心悸失眠。

【使用注意】反藜芦；孕妇慎用。

红 花

【性味归经】辛，温。归心、肝经。

【功效】活血通经，祛瘀止痛。

【应用】

1. 血瘀痛经，经闭，产后血瘀腹痛。

2. 癥瘕积聚。

3. 胸痹心痛，血瘀腹痛、胁痛。

4. 跌打损伤，瘀滞肿痛。

5. 瘀滞斑疹色暗。

此外，还可用于回乳、瘀阻头痛、头晕、中风偏瘫、喉痹、目赤等。

桃　仁

【性味归经】苦、甘，平；有＿＿＿。归心、肝、大肠经。

【功效】活血祛瘀，＿＿＿＿＿＿＿，＿＿＿＿＿＿＿。

【应用】

1. 瘀血诸证。

2. ＿＿＿＿，肠痈。

3. ＿＿＿＿＿＿＿。

4. ＿＿＿＿＿＿＿。

益母草

【性味归经】辛、苦，微寒。归心、肝、膀胱经。

【功效】活血调经，＿＿＿＿＿＿＿，＿＿＿＿＿＿＿。

【应用】

1. 血瘀痛经，经闭，经行不畅，产后恶露，瘀滞腹痛。

2. ＿＿＿＿，＿＿＿＿＿＿＿。

3. 跌打损伤，疮痈肿毒，皮肤瘾疹。

桃 仁

【性味归经】苦、甘，平；有小毒。归心、肝、大肠经。

【功效】活血祛瘀，润肠通便，止咳平喘。

【应用】

1.瘀血诸证。

2.肺痈，肠痈。

3.肠燥便秘。

4.咳嗽气喘。

益母草

【性味归经】辛、苦，微寒。归心、肝、膀胱经。

【功效】活血调经，利尿消肿，清热解毒。

【应用】

1.血瘀痛经，经闭，经行不畅，产后恶露，瘀滞腹痛。

2.水肿，小便不利。

3.跌打损伤，疮痈肿毒，皮肤瘾疹。

牛　膝

【性味归经】苦、甘、酸，平。归__、__经。

【功效】活血通经，_____，_____，_____，

_____。

【应用】

1. 瘀血痛经，经闭，胞衣不下，跌打伤痛。

2. _____，下肢痿软。

3. 淋证，_____。

4. ___，眩晕，___，齿痛，吐衄。

【用法用量】煎服，6～15g。活血通经，利水通淋，引火（血）下行宜___；补肝肾，强筋骨宜_____。

鸡血藤

【功效】行血___，___，_____。

【应用】

1. _____，___，___。

2. 风湿痹痛，_____，肢体瘫痪、血虚萎黄。

王不留行

【功效】活血通经，_____，_____。

泽　兰

【功效】活血通经，_____。

牛　膝

【性味归经】苦、甘、酸，平。归肝、肾经。

【功效】活血通经，补肝肾，强筋骨，利水通淋，引火（血）下行。

【应用】

1.瘀血痛经，经闭，胞衣不下，跌打伤痛。

2.腰膝酸痛，下肢痿软。

3.淋证，水肿。

4.头痛，眩晕，口疮，齿痛，吐衄。

【用法用量】煎服，6～15g。活血通经，利水通淋，引火（血）下行宜生用；补肝肾，强筋骨宜酒炙用。

鸡血藤

【功效】行血补血，调经，舒筋活络。

【应用】

1.月经不调，痛经，闭经。

2.风湿痹痛，手足麻木，肢体瘫痪，血虚萎黄。

王不留行

【功效】活血通经，下乳消痈，利尿通淋。

泽　兰

【功效】活血通经，利水消肿。

月季花

【性味归经】甘、淡、微苦，平。归肝经。

【功效】活血____，_____，____解毒。

【应用】

1._____，月经不调，痛经，闭经，胸胁胀痛。

2.跌打损伤，瘀肿疼痛，痈疽肿毒，瘰疬。

【用法用量】煎服，2～5g，不宜____；亦可泡服，或研末服。外用适量。

【使用注意】用量不宜过大，多服久服可引起____及_____。孕妇慎用。

月季花

【性味归经】甘、淡、微苦，平。归肝经。

【功效】活血调经，疏肝解郁，消肿解毒。

【应用】

1. 气滞血瘀，月经不调，痛经，闭经，胸胁胀痛。

2. 跌打损伤，瘀肿疼痛，痈疽肿毒，瘰疬。

【用法用量】煎服，2～5g，不宜久煎；亦可泡服，或研末服。外用适量。

【使用注意】用量不宜过大，多服久服可引起腹痛及便溏腹泻。孕妇慎用。

第三节 活血疗伤药

土鳖虫

【性味归经】咸，寒。有＿＿＿。归肝经。
【功效】破血逐瘀，＿＿＿＿＿＿。
【应用】
1. 跌打损伤，＿＿＿＿＿＿，瘀肿疼痛。
2. ＿＿＿＿＿＿，产后瘀滞腹痛，积聚痞块。

苏 木

【功效】活血疗伤，＿＿＿＿＿＿。

自然铜

【功效】散瘀止痛，＿＿＿＿＿＿。

骨碎补

【功效】破血续伤，＿＿＿＿＿＿。

血 竭

【功效】活血定痛，＿＿＿＿＿＿，＿＿＿＿＿＿。
【用法用量】研末服，1～2g，或入丸、散。外用适
量，研末外敷。

土鳖虫

【性味归经】咸，寒。有小毒。归肝经。
【功效】破血逐瘀，续筋接骨。
【应用】
1. 跌打损伤，筋伤骨折，瘀肿疼痛。
2. 血瘀经闭，产后瘀滞腹痛，积聚痞块。

苏 木

【功效】活血疗伤，祛瘀通经。

自然铜

【功效】散瘀止痛，接骨疗伤。

骨碎补

【功效】破血续伤，补肾强骨。

血 竭

【功效】活血定痛，化瘀止血，敛疮生肌。
【用法用量】研末服，1～2g，或入丸、散。外用适量，研末外敷。

马钱子

【性味归经】苦，寒；有大毒。归肝、脾经。

【功效】散结____，通络____。

【应用】

1. 跌打损伤，骨折肿痛。

2. 痈疽疮毒，_____。

3. 风湿顽痹，____瘫痪。

【用法用量】_____ g，炮制后入丸、散用。外用适量，研末调涂。

【使用注意】内服不宜____或多服久服。本品所含有毒成分能被皮肤吸收，故外用不宜_____。孕妇____，体虚者____。

儿　茶

【性味归经】苦、涩，凉。归心、肺经。

【功效】活血疗伤，_____，_____，_____。

【应用】

1. 跌打伤痛，出血。

2. ____，湿疮，牙疳，下疳，痔疮。

3. _____。

【用法用量】煎服，1～3g，包煎；多入丸、散。外用适量。

马钱子

【性味归经】苦，寒；有大毒。归肝、脾经。

【功效】散结消肿，通络止痛。

【应用】

1.跌打损伤，骨折肿痛。

2.痈疽疮毒，咽喉肿痛。

3.风湿顽痹，麻木瘫痪。

【用法用量】0.3～0.6g，炮制后入丸、散用。外用适量，研末调涂。

【使用注意】内服不宜生用或多服久服。本品所含有毒成分能被皮肤吸收，故外用不宜大面积涂敷。孕妇禁用，体虚者忌用。

儿 茶

【性味归经】苦、涩，凉。归心、肺经。

【功效】活血疗伤，止血生肌，收湿敛疮，清肺化痰。

【应用】

1.跌打伤痛，出血。

2.疮疡，湿疮，牙疳，下疳，痔疮。

3.肺热咳嗽。

【用法用量】煎服，1～3g，包煎；多入丸、散。外用适量。

刘寄奴

【性味归经】苦，温。归心、肝、脾经。
【功效】散瘀止痛，疗伤止血，_____，_____。
【应用】
1. 跌打损伤，肿痛出血。
2. _____，产后瘀滞腹痛。
3. _____，赤白痢疾。
【使用注意】孕妇慎用。

刘寄奴

【性味归经】苦，温。归心、肝、脾经。

【功效】散瘀止痛，疗伤止血，破血通经，消食化积。

【应用】

1. 跌打损伤，肿痛出血。

2. 血瘀经闭，产后瘀滞腹痛。

3. 食积腹痛，赤白痢疾。

【使用注意】孕妇慎用。

第四节 破血消癥药

莪 术

【功效】破血____，_____。

【应用】

1._____，____，_____。

2. 食积及跌打损伤。

【使用注意】____、_____忌用。

三 棱

【功效】破血____，_____。

【使用注意】____、_____忌用。

水 蛭

【功效】破血____，____消癥。

【应用】

1._____，_____。

2. 跌打损伤，心腹痛。

穿山甲

【功效】活血____，____，____，_____。

莪 术

【功效】破血行气，消积止痛。
【应用】
1.癥瘕积聚，经闭，心腹疼痛。
2.食积及跌打损伤。
【使用注意】孕妇、月经过多者忌用。

三 棱

【功效】破血行气，消积止痛。
【使用注意】孕妇、月经过多者忌用。

水 蛭

【功效】破血通经，逐瘀消癥。
【应用】
1.血瘀经闭，癥瘕积聚。
2.跌打损伤，心腹痛。

穿山甲

【功效】活血消癥，通经，下乳，消肿排脓。

斑 蝥

【性味归经】辛，热；有大毒。归肝、肾、胃经。

【功效】____逐瘀，散结____，_____。

【应用】

1.____，经闭。

2._____，顽癣，瘰疬。

此外，本品外敷，有____作用，可作发泡疗法以治多种疾病，如____、_____等。

【用法用量】内服，0.03～0.06g，多入丸、散。外用适量，研末敷贴，或酒、醋浸涂，或作发泡用。

【使用注意】本品有大毒，内服宜慎，应严格掌握剂量，体弱者忌用，孕妇____。外用对皮肤、黏膜有很强的刺激作用，能引起皮肤____、____、____，甚至腐烂，故不宜久敷或大面积使用。

虻 虫

【性味归经】苦，微寒；有____。归肝经。

【功效】破血逐瘀，_____。

【应用】

1. 血瘀经闭，_____。

2. 跌打损伤，瘀滞肿痛。

【用法用量】煎服，1～1.5g，；研末服，0.3g。

【使用注意】孕妇及体虚无瘀、____忌用。

斑　蝥

【性味归经】辛，热；有大毒。归肝、肾、胃经。

【功效】破血逐瘀，散结消癥，攻毒蚀疮。

【应用】

1. 癥瘕，经闭。

2. 痈疽恶疮，顽癣，瘰疬。

此外，本品外敷，有发泡作用，可作发泡疗法以治多种疾病，如面瘫、风湿痹痛等。

【用法用量】内服，0.03 ～ 0.06g，多入丸、散。外用适量，研末敷贴，或酒、醋浸涂，或作发泡用。

【使用注意】本品有大毒，内服宜慎，应严格掌握剂量，体弱者忌用，孕妇禁用。外用对皮肤、黏膜有很强的刺激作用，能引起皮肤发红、灼热、起泡，甚至腐烂，故不宜久敷或大面积使用。

虻　虫

【性味归经】苦，微寒；有小毒。归肝经。

【功效】破血逐瘀，散积消癥。

【应用】

1. 血瘀经闭，癥瘕积聚。

2. 跌打损伤，瘀滞肿痛。

【用法用量】煎服，1 ～ 1.5g，；研末服，0.3g。

【使用注意】孕妇及体虚无瘀、腹泻者忌用。

药名	功效
川芎	
延胡索	
郁金	
姜黄	
乳香	
没药	
五灵脂	
降香	

药名	功效
丹参	
红花	
桃仁	
益母草	
牛膝	
鸡血藤	
王不留行	
泽兰	
月季花	

药名	功效
土鳖虫	
苏木	
自然铜	
骨碎补	
血竭	
马钱子	
儿茶	
刘寄奴	

药名	功效
莪术	
三棱	
水蛭	
穿山甲	
斑蝥	
虻虫	

第十三章　化痰止咳平喘药

第一节　温化寒痰药

半　夏

【性味归经】辛，温。____。归脾、胃、肺经。

【功效】燥湿化痰，_____，_____；外用_____。

【应用】

1.____，_____。为_____、_____的要药。善治_____。

2.____。为____的要药。

3._____、____、梅核气。

4.瘿瘤、痰核，痈疽肿毒、毒蛇咬伤。

【用法】煎服，3～10g。内服须____。姜半夏长于_____，法半夏长于_____，半夏曲则_____，竹沥半夏_____。

【使用注意】反____。_____、____、____、____慎用。

天南星

【功效】燥湿化痰，_____；外用_____。

【应用】

1.湿痰、寒痰证。

2._____，____，_____，破伤风。

3._____，蛇虫咬伤。

【用法】煎服，3～10g，多制用。外用适量。

【使用注意】____及_____忌用。

半 夏

【性味归经】辛，温。有毒。归脾、胃、肺经。

【功效】燥湿化痰，降逆止呕，消痞散结；外用消肿止痛。

【应用】

1. 湿痰，寒痰证。为燥湿化痰、温化寒痰的要药。善治脏腑之湿痰。

2. 呕吐。为止呕的要药。

3. 心下痞、结胸、梅核气。

4. 瘿瘤，痰核，痈疽肿毒，毒蛇咬伤。

【用法】煎服，3～10g。内服须炮制后用，姜半夏长于降逆止呕，法半夏长于燥湿化痰，半夏曲则化痰消食，竹沥半夏清化痰热。

【使用注意】反乌头。阴虚燥咳、血证、热痰、燥痰慎用。

天南星

【功效】燥湿化痰，祛风解痉；外用消肿止痛。

【应用】

1. 湿痰，寒痰证。

2. 风痰眩晕，中风，癫痫，破伤风。

3. 痈疽肿毒，蛇虫咬伤。

【用法】煎服，3～10g，多制用。外用适量。

【使用注意】孕妇及阴虚燥痰者忌用。

胆南星

【性味归经】苦、微辛，凉。归肺、肝、脾经。

【功效】_____，息风定惊。

【应用】

1._____，咳痰黄稠。

2._____，癫狂惊痫。

白芥子

【功效】温肺化痰，_____，_____。

【用法】煎服，3～6g。外用适量，研末调敷，或发泡用。

【使用注意】

1._____、_____忌用。

2._____、出血、皮肤过敏者忌用。

3. 对皮肤黏膜有刺激，易致发泡，_____禁用。

旋覆花

【功效】____化痰，_____。

【应用】

1._____，_____，胸膈痞满。

2.____，呕吐。

【用法】煎服，3～10g，____。

【使用注意】阴虚劳嗽、津伤燥咳者忌用。

白 前

【功效】____化痰。

胆南星

【性味归经】苦、微辛，凉。归肺、肝、脾经。
【功效】清热化痰，息风定惊。
【应用】
1. 痰热咳嗽，咳痰黄稠。
2. 中风痰壅，癫狂惊痫。

白芥子

【功效】温肺化痰，利气散结，通络止痛。
【用法】煎服，3～6g。外用适量，研末调敷，或发泡用。
【使用注意】
1. 肺虚久咳、阴虚火旺者忌用。
2. 消化道溃疡、出血、皮肤过敏者忌用。
3. 对皮肤黏膜有刺激，易致发泡，过敏体质者禁用。

旋覆花

【功效】降气化痰，降逆止呕。
【应用】
1. 咳嗽痰多，痰饮蓄结，胸膈痞满。
2. 噫气，呕吐。
【用法】煎服，3～10g，包煎。
【使用注意】阴虚劳嗽、津伤燥咳者忌用。

白 前

【功效】降气化痰。

白附子

【性味归经】辛、温；＿＿＿。归胃、肝经。

【功效】祛风痰，＿＿＿＿＿＿＿，＿＿＿＿＿＿＿，止痛。

【应用】

1.＿＿＿＿＿＿＿，口眼歪斜，语言謇涩，＿＿＿＿＿＿＿。

2. 痰厥头痛，偏正头痛。

3. 瘰疬痰核，蛇毒咬伤。

【使用注意】孕妇慎用；生品内服宜慎。

皂　荚

【性味归经】辛、咸，温；有小毒。归肺、大肠经。

【功效】＿＿＿＿＿＿，通窍开闭，＿＿＿＿＿＿＿。

【应用】

1.＿＿＿＿＿＿＿，咳喘痰多。

2.＿＿＿，痰厥、癫痫，喉痹痰盛。

此外，本品熬膏外敷可治疮肿未溃者，有＿＿＿＿＿＿之效；以陈醋浸泡后研末调涂，可治＿＿＿，有祛风杀虫止痒之功。又本品味辛，能"通肺及大肠气"，而有＿＿＿作用，治＿＿＿，可单用，也可配细辛研末，加蜂蜜调匀，制成栓剂用。

【用法用量】研末服，1～1.5g；亦可入汤剂，1.5～5g。外用适量。

【使用注意】内服剂量不宜过大，以免引起呕吐、腹泻。＿＿＿＿＿＿＿之性强，非顽痰实证体壮者慎用。孕妇、气虚阴亏及有出血倾向者忌用。

白附子

【性味归经】辛、温；有毒。归胃、肝经。

【功效】祛风痰，定惊搐，解毒散结，止痛。

【应用】

1. 中风痰壅，口眼㖞斜，语言謇涩，破伤风。

2. 痰厥头痛，偏正头痛。

3. 瘰疬痰核，蛇毒咬伤。

【使用注意】孕妇慎用；生品内服宜慎。

皂 荚

【性味归经】辛、咸，温；有小毒。归肺、大肠经。

【功效】祛顽痰，通窍开闭，祛风杀虫。

【应用】

1. 顽痰阻肺，咳喘痰多。

2. 中风，痰厥，癫痫，喉痹痰盛。

此外，本品熬膏外敷可治疮肿未溃者，有散结消肿之效；以陈醋浸泡后研末调涂，可治皮癣，有祛风杀虫止痒之功。又本品味辛，能"通肺及大肠气"，而有通便作用，治便秘，可单用，也可配细辛研末，加蜂蜜调匀，制成栓剂用。

【用法用量】研末服，1～1.5g；亦可入汤剂，1.5～5g。外用适量。

【使用注意】内服剂量不宜过大，以免引起呕吐、腹泻。辛散走窜之性强，非顽痰实证体壮者慎用。孕妇、气虚阴亏及有出血倾向者忌用。

第二节　清化热痰药

川贝母

【性味归经】苦、甘，微寒。归肺、心经。

【功效】清热化痰，_____，_____。

【应用】

1. 虚劳咳嗽，_____。

2. 瘰疬，____，____。

【使用注意】反____。_____、____慎用。

浙贝母

【性味归经】苦，寒。归肺、心经。

【功效】清热化痰，_____。

【应用】

1. 风热、____咳嗽。

2.____，____，乳痈疮毒，肺痈。

【使用注意】反____。_____、____慎用。

胖大海

【性味归经】甘，寒。归肺、大肠经。

【功效】清肺化痰，_____，_____。

【应用】

1. 肺热声哑，_____，咳嗽。

2._____，头痛目赤。

【用法用量】2～4枚，沸水泡服或煎服。

川贝母

【性味归经】苦、甘，微寒。归肺、心经。

【功效】清热化痰，润肺止咳，散结消肿。

【应用】

1. 虚劳咳嗽，肺热燥咳。

2. 瘰疬，乳痈，肺痈。

【使用注意】反乌头。脾胃虚寒、湿痰者慎用。

浙贝母

【性味归经】苦，寒。归肺、心经。

【功效】清热化痰，散结消痈。

【应用】

1. 风热、痰热咳嗽。

2. 瘰疬，瘿瘤，乳痈疮毒，肺痈。

【使用注意】反乌头。脾胃虚寒、湿痰者慎用。

胖大海

【性味归经】甘，寒。归肺、大肠经。

【功效】清肺化痰，利咽开音，润肠通便。

【应用】

1. 肺热声哑，咽喉疼痛，咳嗽。

2. 燥热便秘，头痛目赤。

【用法用量】2～4 枚，沸水泡服或煎服。

瓜　蒌

【性味归经】甘、微苦，寒。归____、胃、____经。

【功效】清热化痰，_____，_____。

【应用】

1._____。

2.____，结胸。

3.肺痈，肠痈，乳痈。

4._____。

【使用注意】_____、____、____忌用。反____。

竹　茹

【功效】清热化痰，_____，_____。

【应用】

1._____，_____。

2._____，妊娠恶阻。

3.吐衄崩漏。

天竺黄

【功效】清热化痰，_____。

前　胡

【功效】降气化痰，_____。

瓜　蒌

【性味归经】甘、微苦，寒。归肺、胃、大肠经。

【功效】清热化痰，宽胸散结，润肠通便。

【应用】

1. 痰热咳嗽。

2. 胸痹，结胸。

3. 肺痈，肠痈，乳痈。

4. 肠燥便秘。

【使用注意】脾虚便溏、寒痰、湿痰者忌用。反乌头。

竹　茹

【功效】清热化痰，除烦止呕，凉血止血。

【应用】

1. 肺热咳嗽，痰热心烦不寐。

2. 胃热呕吐，妊娠恶阻。

3. 吐衄崩漏。

天竺黄

【功效】清热化痰，清心定惊。

前　胡

【功效】降气化痰，疏散风热。

桔 梗

【性味归经】苦、辛，平。归肺经。

【功效】____，____，____，____。

【应用】

1._____，胸闷不畅。

2._____，失音。

3.肺痈吐脓。

【使用注意】本品性____，凡_____，呕吐、呛咳、眩晕、阴虚火旺咯血等不宜用，_____慎用。用量过大易致_____。

海 藻

【功效】消痰____，_____。

【使用注意】反____。

昆 布

【功效】消痰____，_____。

竹 沥

【功效】清热____，_____。

【应用】

1._____。

2._____，惊痫癫狂。

海蛤壳

【功效】清肺化痰，_____。

桔 梗

【性味归经】苦、辛，平。归肺经。

【功效】宣肺，祛痰，利咽，排脓。

【应用】

1. 咳嗽痰多，胸闷不畅。

2. 咽喉肿痛，失音。

3. 肺痈吐脓。

【使用注意】本品性升散，凡气机上逆，呕吐、呛咳、眩晕、阴虚火旺咯血等不宜用，胃、十二指肠溃疡者慎用。用量过大易致恶心呕吐。

海 藻

【功效】消痰软坚，利水消肿。

【使用注意】反甘草。

昆 布

【功效】消痰软坚，利水消肿。

竹 沥

【功效】清热豁痰，定惊利窍。

【应用】

1. 痰热咳喘。

2. 中风痰迷，惊痫癫狂。

海蛤壳

【功效】清肺化痰，软坚散结。

黄药子

【性味归经】苦，寒；有毒。归肺、肝经。

【功效】化痰_____，清热解毒。

【应用】

1.____。

2._____，_____，毒蛇咬伤。

此外，本品还有凉血止血作用，可用于血热引起的____、____、咯血等；并兼有止咳平喘作用，亦可治咳嗽、气喘、百日咳等。

【使用注意】本品有毒，不宜过量。如多服、久服可引起_____等消化道反应，并对肝肾有一定损害，故_____及_____损害者慎用。

浮海石

【性味归经】咸，____。归肺、肾经。

【功效】_____，_____，利尿____。

【应用】

1._____。

2.____，瘿瘤。

3.____，____。

礞　石

【性味归经】咸，平。归肺、肝经。

【功效】坠痰下气，平肝镇惊。

【应用】

1.气逆喘咳。

2.癫狂，惊痫。

【使用注意】本品重坠性猛，非_____之实证不宜使用。脾虚胃弱、小儿慢惊及孕妇忌用。

黄药子

【性味归经】苦，寒；有毒。归肺、肝经。

【功效】化痰散结消瘿，清热解毒。

【应用】

1. 瘿瘤。

2. 疮疡肿毒，咽喉肿痛，毒蛇咬伤。

此外，本品还有凉血止血作用，可用于血热引起的吐血、衄血、咯血等；并兼有止咳平喘作用，亦可治咳嗽、气喘、百日咳等。

【使用注意】本品有毒，不宜过量。如多服、久服可引起吐泻腹痛等消化道反应，并对肝肾有一定损害，故脾胃虚弱及肝肾功能损害者慎用。

浮海石

【性味归经】咸，寒。归肺、肾经。

【功效】清肺化痰，软坚散结，利尿通淋。

【应用】

1. 痰热咳喘。

2. 瘰疬，瘿瘤。

3. 血淋，石淋。

礞　石

【性味归经】咸，平。归肺、肝经。

【功效】坠痰下气，平肝镇惊。

【应用】

1. 气逆喘咳。

2. 癫狂，惊痫。

【使用注意】本品重坠性猛，非痰热内结不化之实证不宜使用。脾虚胃弱、小儿慢惊及孕妇忌用。

第三节　止咳平喘药

苦杏仁

【性味归经】苦，微温；有____。归__、____经。

【功效】止咳平喘，_____。

【应用】

1._____。降泄肺气之中兼有宣肺之功，为治____的要药。

2._____。

【使用注意】_____、_____忌用；有小毒，用量宜小，____慎用。

紫苏子

【性味归经】辛，温。归肺、大肠经。

【功效】_____，止咳平喘，_____。

【应用】

1._____。

2. 肠燥便秘。

百　部

【性味归经】甘、苦，微温。归肺经。

【功效】____止咳，_____。

【应用】

1._____，百日咳，肺痨咳嗽。

2.____，阴道滴虫，头虱，疥癣。

【用法】煎服，5～15g。外用适量。久咳虚嗽宜____。

苦杏仁

【性味归经】苦，微温；有小毒。归肺、大肠经。

【功效】止咳平喘，润肠通便。

【应用】

1. 咳嗽气喘。降泄肺气之中兼有宣肺之功，为治咳喘的要药。

2. 肠燥便秘。

【使用注意】阴虚咳喘、大便溏泄者忌用；有小毒，用量宜小，婴儿慎用。

紫苏子

【性味归经】辛，温。归肺、大肠经。

【功效】降气化痰，止咳平喘，润肠通便。

【应用】

1. 咳喘痰多。

2. 肠燥便秘。

百　部

【性味归经】甘、苦，微温。归肺经。

【功效】润肺止咳，杀虫灭虱。

【应用】

1. 新久咳嗽，百日咳，肺痨咳嗽。

2. 蛲虫，阴道滴虫，头虱，疥癣。

【用法】煎服，5～15g。外用适量。久咳虚嗽宜蜜炙。

紫　菀

【功效】＿＿化痰止咳。
【应用】咳嗽有痰。

款冬花

【功效】＿＿＿＿＿＿，止咳化痰。
【应用】咳嗽气喘。

枇杷叶

【功效】清肺止咳，＿＿＿＿＿＿。
【应用】
1.肺热咳嗽，＿＿＿＿＿＿。
2.＿＿＿＿＿＿，哕逆。

桑白皮

【性味归经】甘，寒。归肺经。
【功效】＿＿平喘，＿＿＿＿＿＿。
【应用】
1.肺热咳喘。
2.＿＿＿。

百部+紫菀+
款冬花

紫 菀

【功效】润肺化痰止咳。
【应用】咳嗽有痰。

款冬花

【功效】润肺下气，止咳化痰。
【应用】咳嗽气喘。

枇杷叶

【功效】清肺止咳，降逆止呕。
【应用】
1.肺热咳嗽，气逆喘急。
2.胃热呕吐，哕逆。

桑白皮

【性味归经】甘，寒。归肺经。
【功效】泻肺平喘，利水消肿。
【应用】
1.肺热咳喘。
2.水肿。

葶苈子

【性味归经】苦、辛，大寒。归肺、膀胱经。

【功效】____平喘，____。

【应用】

1._____，喘息不得平卧。

2.____，____，胸腹积水，小便不利。

白　果

【功效】____化痰定喘，_____。

【应用】

1.哮喘痰嗽。

2._____，尿频遗尿。

【用法用量】煎服，5～10g，捣碎。

【使用注意】本品____，不宜多用，____慎用。过食可致中毒，出现腹痛、吐泻、发热、发绀以及昏迷、抽搐，严重者可因呼吸麻痹而死亡。

马兜铃

【性味归经】苦、微辛，寒。归肺、____经。

【功效】清肺化痰，止咳平喘，_____。

【应用】

1._____。

2._____或出血。

【用法用量】煎服，3～10g。外用适量，煎汤薰洗。一般生用，_____炙用。

【使用注意】用量不宜过大，以免引起____。_____及____便溏者忌服；胃弱者慎服。

葶苈子

【性味归经】苦、辛，大寒。归肺、膀胱经。

【功效】泻肺平喘，利水消肿。

【应用】

1.痰涎壅盛，喘息不得平卧。

2.水肿，悬饮，胸腹积水，小便不利。

白 果

【功效】敛肺化痰定喘，止带缩尿。

【应用】

1.哮喘痰嗽。

2.带下白浊，尿频遗尿。

【用法用量】煎服，5～10g，捣碎。

【使用注意】本品有毒，不宜多用，小儿慎用。过食可致中毒，出现腹痛、吐泻、发热、发绀以及昏迷、抽搐，严重者可因呼吸麻痹而死亡。

马兜铃

【性味归经】苦、微辛，寒。归肺、大肠经。

【功效】清肺化痰，止咳平喘，清肠消痔。

【应用】

1.肺热咳喘。

2.痔疮肿痛或出血。

【用法用量】煎服，3～10g。外用适量，煎汤薰洗。一般生用，肺虚久咳炙用。

【使用注意】用量不宜过大，以免引起呕吐。虚寒喘咳及脾虚便溏者忌服；胃弱者慎服。

洋金花

【性味归经】辛，温；有毒。归肺、肝经。

【功效】平喘止咳，_____，____。

【应用】

1._____。

2. 心腹疼痛，风湿痹痛，跌打损伤。

3. 麻醉。

4. 癫痫，小儿慢惊风。

【用法用量】内服，0.2～0.6g，宜入____、____剂；作卷烟分次燃吸（1日量不超过____）。外用适量，煎汤洗或研末外敷。

【使用注意】本品有毒，应控制剂量。____及____咳喘、_____、_____、_____者禁用；孕妇、体弱者慎用。

银杏叶

【性味归经】苦、涩，平。

【功效】活血止痛，_____。

【应用】_____，以及____、____、冠心病、心绞痛、脑血管痉挛等。

洋金花

【性味归经】辛，温；有毒。归肺、肝经。

【功效】平喘止咳，麻醉镇痛，止痉。

【应用】

1. 哮喘咳嗽。

2. 心腹疼痛，风湿痹痛，跌打损伤。

3. 麻醉。

4. 癫痫，小儿慢惊风。

【用法用量】内服，0.2～0.6g，宜入丸、散剂；作卷烟分次燃吸（1日量不超过1.5g）。外用适量，煎汤洗或研末外敷。

【使用注意】本品有毒，应控制剂量。外感及痰热咳喘、青光眼、高血压、心动过速者禁用；孕妇、体弱者慎用。

银杏叶

【性味归经】苦、涩，平。

【功效】活血止痛，敛肺平喘。

【应用】肺虚咳喘，以及高血脂、高血压、冠心病、心绞痛、脑血管痉挛等。

药名	功效
半夏	
天南星	
旋覆花	
白芥子	
白前	
白附子	
胆南星	
皂荚	

药名	功效
川贝母	
浙贝母	
瓜蒌	
桔梗	
竹茹	
竹沥	
天竺黄	
前胡	
海藻	
昆布	
海蛤壳	
胖大海	
黄药子	
浮海石	
礞石	

药名	功效
苦杏仁	
百部	
紫苏子	
桑白皮	
葶苈子	
紫菀	
款冬花	
枇杷叶	
白果	
马兜铃	
洋金花	
银杏叶	

第十四章　安神药

第一节　重镇安神药

朱　砂

【性味归经】甘，微寒；____。归心经。

【功效】____镇惊，安神____。

【应用】

1._____，心悸失眠。

2.____，癫痫。

3.疮疡肿毒，咽喉肿痛，口舌生疮。

【用法用量】入丸、散或研末冲服，每次_____，不宜入____。外用适量。

【使用注意】有毒，内服不可过量或持续服用，以防_____。____、_____慎用。忌____。

磁　石

【性味归经】咸，寒。归心、肝、肾经。

【功效】镇惊安神，_____，_____，_____。

【应用】

1._____，惊悸失眠、癫痫。

2._____。

3._____，视物昏花。

4._____。

【使用注意】入丸、散，不可多服。_____慎用。

朱 砂

【性味归经】甘,微寒;有毒。归心经。

【功效】清心镇惊,安神解毒。

【应用】

1.心神不安,心悸失眠。

2.惊风,癫痫。

3.疮疡肿毒,咽喉肿痛,口舌生疮。

【用法用量】入丸、散或研末冲服,每次 0.1～0.5g,不宜入汤剂。外用适量。

【使用注意】有毒,内服不可过量或持续服用,以防汞中毒。孕妇、肝肾功能不全者慎用。忌火煅。

磁 石

【性味归经】咸,寒。归心、肝、肾经。

【功效】镇惊安神,平肝潜阳,聪耳明目,纳气定喘。

【应用】

1.心神不宁,惊悸失眠,癫痫。

2.头晕目眩。

3.耳鸣耳聋,视物昏花。

4.肾虚气喘。

【使用注意】入丸、散,不可多服。脾胃虚弱者慎用。

龙 骨

【性味归经】甘、涩，平。归心、肝、肾经。

【功效】镇惊安神，_____，_____。

【应用】

1._____，心悸失眠，惊痫癫狂。

2._____。

3._____。

4._____，疮疡久溃不敛。

【用法】煎服，15～30g，____。外用适量。镇静安神，平肝潜阳宜____；收敛固涩宜____。

琥 珀

【功效】镇惊安神，_____，_____。

【用法】研末冲服，或入丸、散，每次____；不入____。外用适量。忌____。

琥珀

龙 骨

【性味归经】甘、涩、平。归心、肝、肾经。

【功效】镇惊安神，平肝潜阳，收敛固涩。

【应用】

1. 心神不宁，心悸失眠，惊痫癫狂。

2. 肝阳眩晕。

3. 滑脱诸证。

4. 湿疮痒疹，疮疡久溃不敛。

【用法】煎服，15～30g，先煎。外用适量。镇静安神，平肝潜阳宜生用；收敛固涩宜煅用。

琥 珀

【功效】镇惊安神，活血散瘀，利尿通淋。

【用法】研末冲服，或入丸、散，每次 1.5～3g；不入煎剂。外用适量。忌火煅。

第二节　养心安神药

酸枣仁

【性味归经】甘、酸，平。归____、____、胆经。

【功效】养心____，安神，____，____。

【应用】

1._____。

2.____，____。

此外，本品味甘酸，有敛阴生津止渴之功，可治

_____。

柏子仁

【功效】养心安神，_____。

【应用】心悸失眠，_____。

【使用注意】____、____慎用。

合欢皮

【功效】____安神，_____。

酸枣仁

【性味归经】甘、酸，平。归心、肝、胆经。

【功效】养心益肝，安神，敛汗，生津。

【应用】

1. 心悸失眠。

2. 自汗，盗汗。

此外，本品味甘酸，有敛阴生津止渴之功，可治津伤口渴咽干。

柏子仁

【功效】养心安神，润肠通便。

【应用】心悸失眠，肠燥便秘。

【使用注意】便溏、多痰者慎用。

合欢皮

【功效】解郁安神，活血消肿。

远　志

【功效】宁心安神，_____，_____。

【应用】

1. 失眠多梦，心悸怔忡，健忘。

2. _____。

3. _____。

4. 痈疽疮毒，乳房肿痛，喉痹。

【使用注意】____、_____、_____及____慎用。

首乌藤

【功效】养血安神，_____。

灵　芝

【性味归经】甘，平。归心、肺、肝、肾经。

【功效】补气____，_____。

【应用】

1. _____，失眠，惊悸。

2. _____。

3. 虚劳证。

远 志

【功效】宁心安神，祛痰开窍，消散痈肿。

【应用】

1. 失眠多梦，心悸怔忡，健忘。

2. 癫痫惊狂。

3. 咳嗽痰多。

4. 痈疽疮毒，乳房肿痛，喉痹。

【使用注意】实热、痰火内盛、胃溃疡及胃炎患者慎用。

首乌藤

【功效】养血安神，祛风通络。

灵 芝

【性味归经】甘，平。归心、肺、肝、肾经。

【功效】补气安神，止咳平喘。

【应用】

1. 心神不宁，失眠，惊悸。

2. 咳喘痰多。

3. 虚劳证。

药名	功效
朱砂	
磁石	
龙骨	
琥珀	
灵芝	

药名	功效
酸枣仁	
柏子仁	
远志	
首乌藤	
合欢皮	

第十五章 平肝息风药

第一节 平抑肝阳药

石决明

【性味归经】咸，寒。归肝经。

【功效】平肝潜阳，_____。

【应用】

1._____，头晕目眩。为_____之要药。

2.目赤翳障，视物昏花。

【用法用量】煎服，3～15g，____。平肝清热____，外用_____。

牡 蛎

【性味归经】咸，微寒。归肝、胆、肾经。

【功效】_____，平肝潜阳，_____，_____。

【应用】

1._____，惊悸失眠。

2._____，头晕目眩。

3.痰核，瘰疬，癥瘕积聚。

4._____。

此外，煅制_____，可治_____。

【用法用量】煎服，9～30g，_____。煅用____，其他宜生用。

石决明

【性味归经】咸，寒。归肝经。

【功效】平肝潜阳，清肝明目。

【应用】

1. 肝阳上亢，头晕目眩。为凉肝、镇肝之要药。

2. 目赤翳障，视物昏花。

【用法用量】煎服，3～15g，先煎。平肝清热生用，外用煅后水飞。

牡 蛎

【性味归经】咸，微寒。归肝、胆、肾经。

【功效】重镇安神，平肝潜阳，软坚散结，收敛固涩。

【应用】

1. 心神不安，惊悸失眠。

2. 肝阳上亢，头晕目眩。

3. 痰核，瘰疬，癥瘕积聚。

4. 滑脱诸证。

此外，煅制收敛制酸，可治胃痛泛酸。

【用法用量】煎服，9～30g，先煎。煅用收敛固涩，其他宜生用。

代赭石

【性味归经】苦，寒。归肝、心经。

【功效】平肝潜阳，_____，_____。

【应用】

1. 肝阳上亢，头晕目眩。

2. _____。

3. ____，呃逆，噫气。

4. _____，崩漏。

【用法用量】煎服，10～30g，____；入丸、散，每次 13g。降逆平肝宜____，止血宜____。

【使用注意】____慎用。不宜长期服用。

珍珠母

【功效】平肝潜阳，_____，_____

【用法】煎服，宜_____，或入丸、散剂。外用适量。

刺蒺藜

【功效】平肝疏肝，_____。

罗布麻

【功效】平抑肝阳，_____。

平抑肝阳药总结

代赭石

【性味归经】苦，寒。归肝、心经。

【功效】平肝潜阳，重镇降逆，凉血止血。

【应用】

1. 肝阳上亢，头晕目眩。

2. 气逆喘息。

3. 呕吐，呃逆，噫气。

4. 血热吐衄，崩漏。

【用法用量】煎服，10～30g，先煎；入丸、散，每次13g。降逆平肝宜生用，止血宜煅用。

【使用注意】孕妇慎用。不宜长期服用。

珍珠母

【功效】平肝潜阳，清肝明目，镇惊安神。

【用法】煎服，宜打碎先煎，或入丸、散剂。外用适量。

刺蒺藜

【功效】平肝疏肝，祛风明目。

罗布麻

【功效】平抑肝阳，清热利尿。

第二节 息风止痉药

羚羊角

【性味归经】咸，寒。归肝、心经。

【功效】平肝息风，_____，_____。

【应用】

1._____，惊痫抽搐。为治_____，_____之要药，尤宜于_____所致者。

2._____，头晕目眩。

3. 肝火上炎，_____。

4. 温热病壮热神昏，温毒发斑。

此外，本品能_____，用治风湿热痹、肺热咳喘、百日咳等。

【用法】煎服，____，宜另煎 2 小时以上；磨汁或研粉服，每次 0.3 ～ 0.6g。

牛 黄

【性味归经】苦，凉。归心、肝经。

【功效】_____，凉肝息风，_____。

【应用】

1._____。

2._____，癫痫。

3.____，____，咽痛，痈疽疔毒。

【用法】入丸、散剂，每次 0.15 ～ 0.35g。外用适量，研末敷患处。

【使用注意】_____不宜使用。____慎用。

羚羊角

【性味归经】咸，寒。归肝、心经。

【功效】平肝息风，清肝明目，清热解毒。

【应用】

1. 肝风内动，惊痫抽搐。为治肝风内动，惊痫抽搐之要药，尤宜于热极生风所致者。

2. 肝阳上亢，头晕目眩。

3. 肝火上炎，目赤头痛。

4. 温热病壮热神昏，温毒发斑。

此外，本品能解热镇痛，用治风湿热痹、肺热咳喘、百日咳等。

【用法】煎服，1～3g；宜另煎2小时以上；磨汁或研粉服，每次0.3～0.6g。

牛 黄

【性味归经】苦，凉。归心、肝经。

【功效】化痰开窍，凉肝息风，清热解毒。

【应用】

1. 热病神昏。

2. 小儿惊风，癫痫。

3. 口疮，牙痛，咽痛，痈疽疔毒。

【用法】入丸、散剂，每次0.15～0.35g。外用适量，研末敷患处。

【使用注意】非实热证不宜使用。孕妇慎用。

珍　珠

【功效】＿＿定惊，＿＿＿＿＿＿，＿＿＿＿＿。

【用法】内服多入丸、散，0.1～0.3g。

钩　藤

【性味归经】甘，凉。归肝、心包经。

【功效】＿＿＿＿＿＿，息风定惊。

【应用】

1.＿＿＿＿＿＿＿。

2.＿＿＿＿＿，惊痫抽搐。

此外，能轻清疏泄，清热透邪，治＿＿＿＿＿＿、＿＿＿＿＿及斑疹透发不畅；凉肝止惊，治＿＿＿＿＿、夜啼。

【用法】煎服，3～12g，入煎剂宜＿＿＿。

天　麻

【性味归经】甘，平。归肝经。

【功效】息风止痉，＿＿＿＿＿＿，＿＿＿＿＿＿。

【应用】

1.＿＿＿＿＿，惊痫抽搐。治各种肝风内动，惊痫抽搐，不论寒热虚实皆可。

2.＿＿＿＿＿。为治＿＿＿＿＿之要药。

3.＿＿＿＿＿，＿＿＿＿＿，风湿痹痛。

珍　珠

【功效】安神定惊，明目消翳，解毒生肌。

【用法】内服多入丸、散，0.1～0.3g。

钩　藤

【性味归经】甘，凉。归肝、心包经。

【功效】清热平肝，息风定惊。

【应用】

1. 头痛眩晕。

2. 肝风内动，惊痫抽搐。

此外，能轻清疏泄，清热透邪，治外感风热、头痛目赤及斑疹透发不畅；凉肝止惊，治小儿惊痫、夜啼。

【用法】煎服，3～12g，入煎剂宜后下。

天　麻

【性味归经】甘，平。归肝经。

【功效】息风止痉，平抑肝阳，祛风通络。

【应用】

1. 肝风内动，惊痫抽搐。治各种肝风内动，惊痫抽搐，不论寒热虚实皆可。

2. 眩晕头痛。为治眩晕头痛之要药。

3. 肢体麻木，手足不遂，风湿痹痛。

地　龙

【功效】＿＿定惊，＿＿＿，＿＿＿，＿＿＿。

【应用】

1.＿＿＿＿＿，癫狂。

2. 气虚血滞，＿＿＿＿＿＿。

3. 痹证。

4.＿＿＿＿＿＿。

5.＿＿＿＿＿＿，尿闭不通。

全　蝎

【功效】息风止痉，＿＿＿＿＿＿，＿＿＿＿＿＿。

【应用】

1.＿＿＿＿＿＿。

2.＿＿＿＿＿＿，瘰疬结核。

3.＿＿＿＿＿＿。

4. 顽固性偏正头痛。

【用法】煎服，3～6g。研末吞服，每次 0.6～1g。外用适量。

【使用注意】＿＿＿，用量不宜过大。＿＿＿慎用。

地 龙

【功效】清热定惊，通络，平喘，利尿。

【应用】

1. 高热惊痫，癫狂。

2. 气虚血滞，半身不遂。

3. 痹证。

4. 肺热哮喘。

5. 小便不利，尿闭不通。

全 蝎

【功效】息风止痉，攻毒散结，通络止痛。

【应用】

1. 痉挛抽搐。

2. 疮疡肿毒，瘰疬结核。

3. 风湿顽痹。

4. 顽固性偏正头痛。

【用法】煎服，3～6g。研末吞服，每次0.6～1g。外用适量。

【使用注意】有毒，用量不宜过大。孕妇慎用。

蜈 蚣

【功效】息风止痉,_____,_____。

【应用】

1._____。

2._____,瘰疬结核。

3._____。

4. 顽固性头痛。

【用法】煎服,3 ～ 5g。研末冲服,每次 0.6 ～ 1g。外用适量。

【使用注意】____,用量不宜过大。____忌用。

僵 蚕

【功效】息风止痉,_____,_____。

【应用】

1._____。

2._____,口眼㖞斜。

3._____,目赤,咽痛,_____。

4. 瘰疬痰核。

蜈　蚣

【功效】息风止痉，攻毒散结，通络止痛。

【应用】

1. 痉挛抽搐。

2. 疮疡肿毒，瘰疬结核。

3. 风湿顽痹。

4. 顽固性头痛。

【用法】煎服，3～5g。研末冲服，每次0.6～1g。外用适量。

【使用注意】有毒，用量不宜过大。孕妇忌用。

僵　蚕

【功效】息风止痉，祛风止痛，化痰散结。

【应用】

1. 惊痫抽搐。

2. 风中经络，口眼㖞斜。

3. 风热头痛，目赤，咽痛，风疹瘙痒。

4. 瘰疬痰核。

药名	功效
石决明	
牡蛎	
代赭石	
珍珠母	
刺蒺藜	
罗布麻	

药名	功效
羚羊角	
牛黄	
钩藤	
天麻	
地龙	
全蝎	
蜈蚣	
僵蚕	
珍珠	

第十六章　开窍药

麝　香

【性味归经】辛，温。归心、脾经。

【功效】开窍醒神，_____，_____，_____。

【应用】

1._____。为_____之要药，用于各种原因所致之闭证神昏，无论寒闭、热闭，用之皆效。

2._____，瘰疬痰核，咽喉肿痛。

3._____，____，_____，头痛，跌打损伤，风寒湿痹。

4.____，死胎，_____。

【用法用量】入丸、散，每次 0.03 ～ 0.1g；。不宜入____。外用适量

【使用注意】____禁用。

冰　片

【功效】开窍醒神，_____。

【应用】

1.闭证神昏。

2._____，_____。

3._____，疮溃不敛，水火烫伤。

【用法用量】入丸、散，每次 0.15 ～ 0.3g；不宜入____。外用适量，研粉点敷患处。

【使用注意】____慎用。

麝 香

【性味归经】辛，温。归心、脾经。

【功效】开窍醒神，活血通经，消肿止痛，催生下胎。

【应用】

1. 闭证神昏。为醒神回苏之要药，用于各种原因所致之闭证神昏，无论寒闭、热闭，用之皆效。

2. 疮疡肿毒，瘰疬痰核，咽喉肿痛。

3. 血瘀经闭，癥瘕，心腹暴痛，头痛，跌打损伤，风寒湿痹。

4. 难产，死胎，胞衣不下。

【用法用量】入丸、散，每次 0.03 ～ 0.1g；不宜入煎剂。外用适量。

【使用注意】孕妇禁用。

冰 片

【功效】开窍醒神，清热止痛。

【应用】

1. 闭证神昏。

2. 目赤肿痛，喉痹口疮。

3. 疮疡肿痛，疮溃不敛，水火烫伤。

【用法用量】入丸、散，每次 0.15 ～ 0.3g；不宜入煎剂。外用适量，研粉点敷患处。

【使用注意】孕妇慎用。

苏合香

【功效】开窍醒神，____，____。

【用法用量】入丸、散，0.3 ～ 1g；不入____。外用适量。

石菖蒲

【功效】开窍醒神，_____，_____。

【应用】

1. 痰蒙清窍，神志昏迷。

2. _____，_____，胀闷疼痛。

3. 噤口痢。

4. ____，____，耳鸣，耳聋。

此外，还可用于_____、_____、风湿痹痛、跌打伤痛等。

苏合香

【功效】开窍醒神，辟秽，止痛。

【用法用量】入丸、散，0.3～1g；不入煎剂。外用适量。

石菖蒲

【功效】开窍醒神，化湿和胃，宁神益志。

【应用】

1.痰蒙清窍，神志昏迷。

2.湿阻中焦，脘腹痞满，胀闷疼痛。

3.噤口痢。

4.健忘，失眠，耳鸣，耳聋。

此外，还可用于声音嘶哑、痈疽疮疡、风湿痹痛、跌打伤痛等。

药名	功效
麝香	
石菖蒲	
冰片	
苏合香	

第十七章　补虚药

第一节　补气药

人　参

【性味归经】甘、微苦，微温。归肺、脾、心经。

【功效】_____，_____，____，_____。

【应用】

1._____。为_____的要药。

2.心肺脾肾气虚证。为治_____之主药。

3.热病气虚，津伤口渴，消渴证。

此外，宜与_____、_____等配伍，有扶正祛邪之效。

【用法用量】煎服，3～9g；挽救虚脱____g，宜文火另煎兑服。野山参研末吞服，每次2g，日服2次。

【使用注意】反____，畏____。

西洋参

【功效】补气____，_____。

【应用】

1._____。

2._____及_____证。

3.气虚津伤口渴，消渴。

【用法用量】另煎兑服，3～6g。

【使用注意】反____。

人 参

【性味归经】甘、微苦，微温。归肺、脾、心经。

【功效】大补元气，补脾益肺，生津，安神益智。

【应用】

1.元气欲脱证。为拯危救脱的要药。

2.心肺脾肾气虚证。为治脾肺气虚之主药。

3.热病气虚，津伤口渴，消渴证。

此外，宜与解表药、攻下药等配伍，有扶正祛邪之效。

【用法用量】煎服，3～9g；挽救虚脱15～30g，宜文火另煎兑服。野山参研末吞服，每次2g，日服2次。

【使用注意】反藜芦，畏五灵脂。

西洋参

【功效】补气养阴，清热生津。

【应用】

1.气阴两伤证。

2.肺气虚及肺阴虚证。

3.气虚津伤口渴，消渴。

【用法用量】另煎兑服，3～6g。

【使用注意】反藜芦。

党 参

【性味归经】甘，平。归脾、肺经。

【功效】补脾肺气，____，____。

【应用】

1._____。

2._____。

3. 气津两伤证。

此外，可与_____或_____同用，以扶正祛邪。

太子参

【功效】补气健脾，_____。

【应用】_____证。

黄 芪

【性味归经】甘，微温。归脾、肺经。

【功效】补气健脾，_____，_____，_____，

_____。

【应用】

1._____。为_____的要药。

2._____。

3._____。

4. 气血亏虚，疮疡难溃难腐，或_____。

【用法用置】煎服，9～30g。蜜炙增强_____。

党 参

【性味归经】甘，平。归脾、肺经。

【功效】补脾肺气，补血，生津。

【应用】

1. 肺脾气虚证。

2. 气血两虚证。

3. 气津两伤证。

此外，可与解表药或攻里药同用，以扶正祛邪。

太子参

【功效】补气健脾，生津润肺。

【应用】脾肺气阴两虚证。

黄 芪

【性味归经】甘，微温。归脾、肺经。

【功效】补气健脾，升阳举陷，益卫固表，利尿消肿，托毒生肌。

【应用】

1. 脾气虚证。为补中益气的要药。

2. 肺气虚证。

3. 气虚自汗。

4. 气血亏虚，疮疡难溃难腐，或久溃难敛。

【用法用置】煎服，9～30g。蜜炙增强补中益气作用。

白　术

【性味归经】甘、苦，温。归脾、胃经。

【功效】健脾益气，_____，____，____。

【应用】

1.脾气虚证。为"_____"。

2._____。

3._____。

【用法用量】煎服，6～12g。补气健脾止泻宜____，燥湿利水宜____。

【使用注意】_____、_____禁用。

山　药

【功效】益气养阴，_____，_____。

【应用】

1._____。

2._____。

3._____。

4.消渴气阴两虚证。

白扁豆

【功效】补脾和中，____。

白　术

【性味归经】甘、苦，温。归脾、胃经。

【功效】健脾益气，燥湿利尿，止汗，安胎。

【应用】

1. 脾气虚证。为"补气健脾第一要药"。

2. 气虚自汗。

3. 脾虚胎动不安。

【用法用量】煎服，6～12g。补气健脾止泻宜炒用，燥湿利水宜生用。

【使用注意】热病伤津、阴虚燥渴者禁用。

山　药

【功效】益气养阴，补脾肺肾，固精止带。

【应用】

1. 脾虚证。

2. 肺虚证。

3. 肾虚证。

4. 消渴气阴两虚证。

白扁豆

【功效】补脾和中，化湿。

甘 草

【性味归经】甘，平。归心、肺、脾、胃经。

【功效】补脾益气，_____，_____，_____，_____。

【应用】

1. 心气不足，_____，_____。

2. _____。能补益脾气。

3. ____。

4. 脘腹、四肢_____。

5. _____，_____，药食中毒。

6. _____。

【用法用量】煎服，1.5～9g。生用性微寒，可_____；蜜炙药性微温，可_____和_____作用。

【使用注意】反____、____、____、____。____禁用。大量久服可致水钠潴留，引起浮肿。

大 枣

【功效】补中益气，_____。

刺五加

【性味归经】甘、微苦，温。归脾、肺、心、肾经。

【功效】益气____，_____。

【应用】

1. 脾肺气虚证。

2. _____。

3. 心脾不足，____，____。

甘草

甘 草

【性味归经】甘，平。归心、肺、脾、胃经。

【功效】补脾益气，祛痰止咳，缓急止痛，清热解毒，调和诸药。

【应用】

1.心气不足，脉结代，心动悸。

2.脾气虚证。能补益脾气。

3.咳喘。

4.脘腹、四肢挛急疼痛。

5.热毒疮疡，咽喉肿痛，药食中毒。

6.调和药性。

【用法用量】煎服，1.5～9g。生用性微寒，可清热解毒；蜜炙药性微温，可增强补益心脾之气和润肺止咳的作用。

【使用注意】反京大戟、芫花、甘遂、海藻。水肿禁用。大量久服可致水钠潴留，引起浮肿。

大 枣

【功效】补中益气，养血安神。

刺五加

【性味归经】甘、微苦，温。归脾、肺、心、肾经。

【功效】益气健脾，补肾安神。

【应用】

1.脾肺气虚证。

2.肾虚腰膝酸痛。

3.心脾不足，失眠，健忘。

绞股蓝

【性味归经】甘、苦,____。归脾、____经。

【功效】益气健脾,_____,_____。

【应用】

1._____。

2._____。

此外,本品还略有清热解毒作用,可用于____而有热毒之证。

红景天

【性味归经】甘,寒。归脾、肺经。

【功效】健脾益气,_____,_____。

【应用】

1.脾气虚证。

2.肺阴虚,_____。

此外,本品还兼有_____之力,可配伍其他活血药,用于_____等瘀血证。

沙　棘

【性味归经】甘、酸、温。归脾、胃、肺、心经。

【功效】健脾____,_____,_____。

【应用】

1.脾虚____。

2._____。

3.瘀血证。

绞股蓝

【性味归经】甘、苦，寒。归脾、肺经。

【功效】益气健脾，化痰止咳，清热解毒。

【应用】

1. 脾虚证。

2. 肺虚咳嗽。

此外，本品还略有清热解毒作用，可用于肿瘤而有热毒之证。

红景天

【性味归经】甘，寒。归脾、肺经。

【功效】健脾益气，清肺止咳，活血化瘀。

【应用】

1. 脾气虚证。

2. 肺阴虚，肺热咳嗽。

此外，本品还兼有活血化瘀之力，可配伍其他活血药，用于跌打损伤等瘀血证。

沙 棘

【性味归经】甘、酸，温。归脾、胃、肺、心经。

【功效】健脾消食，止咳祛痰，活血祛瘀。

【应用】

1. 脾虚食少。

2. 咳嗽痰多。

3. 瘀血证。

第二节　补阳药

鹿　茸

【性味归经】甘、咸，温。归肾、肝经。

【功效】补肾阳，_____，_____，_____，_____。

【应用】

1. 肾阳虚衰，精血不足证。为_____、_____、____的要药。

2. 肾虚骨弱_____或_____。

3._____，崩漏带下。

4._____，阴疽疮肿内陷不起。

【用法用量】1～2g，研末吞服，或入丸、散。

【使用注意】内服宜从小量开始，缓缓增加，不可骤用大量，以免阳升风动，头晕目赤，或伤阴动血。____忌服。

紫河车

【功效】补肾益精，_____。

【应用】

1. 肾虚精血不足之_____、____、____。

2. 气血不足诸证。

3. 肺肾虚喘。

鹿　茸

【性味归经】甘、咸，温。归肾、肝经。

【功效】补肾阳，益精血，强筋骨，调冲任，托疮毒。

【应用】

1.肾阳虚衰，精血不足证。为温肾壮阳、补督脉、益精血的要药。

2.肾虚骨弱腰膝无力或小儿五迟。

3.冲任虚寒，崩漏带下。

4.疮疡久溃不敛，阴疽疮肿内陷不起。

【用法用量】1～2g，研末吞服，或入丸、散。

【使用注意】内服宜从小量开始，缓缓增加，不可骤用大量，以免阳升风动，头晕目赤，或伤阴动血。发热忌服。

紫河车

【功效】补肾益精，养血益气。

【应用】

1.肾虚精血不足的头晕耳鸣、腰酸、阳痿遗精。

2.气血不足诸证。

3.肺肾虚喘。

淫羊藿

【性味归经】辛、甘，温。归肾、肝经。
【功效】补肾壮阳，_____。
【应用】
1._____，_____，腰膝无力。
2._____，肢体麻木。

巴戟天

【功效】补肾助阳，_____。
【应用】
1._____，_____，小便频数。
2._____，肾虚腰膝酸软。

仙　茅

【功效】温肾壮阳，_____。

杜　仲

【性味归经】甘，温。归肝、肾经。
【功效】补肝肾，_____，____。
【应用】
1._____及各种____。善治_____。
2._____，习惯性堕胎。

淫羊藿

【性味归经】辛、甘、温。归肾、肝经。
【功效】补肾壮阳，祛风除湿。
【应用】
1. 肾阳虚衰，阳痿尿频，腰膝无力。
2. 风寒湿痹，肢体麻木。

巴戟天

【功效】补肾助阳，祛风除湿。
【应用】
1. 阳痿不举，宫冷不孕，小便频数。
2. 风湿腰膝疼痛，肾虚腰膝酸软。

仙 茅

【功效】温肾壮阳，祛寒除湿。

杜 仲

【性味归经】甘，温。归肝、肾经。
【功效】补肝肾，强筋骨，安胎。
【应用】
1. 肾虚腰痛及各种腰痛。善治肾虚腰痛。
2. 胎动不安，习惯性堕胎。

续 断

【性味归经】苦、辛，微温。归＿＿＿、肾经。
【功效】补益肝肾，＿＿＿＿＿＿＿，＿＿＿＿＿＿＿。
【应用】
1. 阳痿不举，＿＿＿＿＿＿。
2.＿＿＿＿＿＿＿，寒湿痹痛。
3. 崩漏下血，＿＿＿＿＿＿。
4. 跌打损伤，＿＿＿＿＿＿。

肉苁蓉

【功效】补肾助阳，＿＿＿＿＿＿。

补骨脂

【功效】补肾助阳，＿＿＿＿＿＿，＿＿＿＿＿＿。
【应用】
1. 肾虚阳痿，腰膝冷痛。
2.＿＿＿＿＿＿、＿＿＿、尿频。
3.＿＿＿＿＿＿，五更泄泻。
4.＿＿＿＿＿＿，虚寒喘咳。

益智仁

【功效】暖肾＿＿＿＿＿＿，
＿＿＿＿＿＿＿＿。

补骨脂+益智仁

续　断

【性味归经】苦、辛，微温。归肝、肾经。

【功效】补益肝肾，强筋健骨，止血安胎，疗伤续折。

【应用】

1. 阳痿不举，遗精遗尿。
2. 腰膝酸痛，寒湿痹痛。
3. 崩漏下血，胎动不安。
4. 跌打损伤，筋伤骨折。

肉苁蓉

【功效】补肾助阳，润肠通便。

补骨脂

【功效】补肾助阳，固精缩尿，温脾止泻，纳气平喘。

【应用】

1. 肾虚阳痿，腰膝冷痛。
2. 肾虚滑精、遗尿、尿频。
3. 脾肾阳虚，五更泄泻。
4. 肾不纳气，虚寒喘咳。

益智仁

【功效】暖肾固精缩尿，温脾开胃摄唾。

菟丝子

【性味归经】辛、甘、平。归肾、____、____经。

【功效】补肾益精，_____，____，____。

【应用】

1._____，阳痿遗精遗尿，_____。

2. 肝肾不足，_____。

3. 脾肾阳虚，_____。

4._____。

沙苑子

【功效】补肾固精，_____。

蛤　蚧

【功效】____益肾，_____，_____。

冬虫夏草

【功效】____益肺，_____。

【应用】

1. 阳痿遗精，腰膝酸痛。

2._____，_____。

菟丝子

【性味归经】辛、甘,平。归肾、肝、脾经。
【功效】补肾益精,养肝明目,止泻,安胎。
【应用】
1.肾虚腰痛,阳痿遗精遗尿,宫冷不孕。
2.肝肾不足,目暗不明。
3.脾肾阳虚,便溏泄泻。
4.肾虚胎动不安。

沙苑子

【功效】补肾固精,养肝明目。

蛤 蚧

【功效】补肺益肾,纳气平喘,助阳益精。

冬虫夏草

【功效】补肾益肺,止血化痰。
【应用】
1.阳痿遗精,腰膝酸痛。
2.久咳虚喘,劳嗽痰血。

锁 阳

【功效】补肾助阳,_____。

核桃仁

【功效】补肾____,_____。
【应用】
1._____,腰痛脚弱,小便频数。
2._____之虚寒喘咳,肺虚久咳、气喘。
3. 肠燥便秘。

锁　阳

【功效】补肾助阳，润肠通便。

核桃仁

【功效】补肾温肺，润肠通便。

【应用】

1. 肾阳虚衰，腰痛脚弱，小便频数。

2. 肺肾不足之虚寒喘咳及肺虚久咳、气喘。

3. 肠燥便秘。

第三节　补血药

当 归

【性味归经】甘、辛，温。归肝、心、脾经。

【功效】补血调经，_____，_____。

【应用】

1._____。为____圣药。

2.血虚血瘀，_____，____，经闭。为_____
__的要药。

3._____，跌打损伤，痈疽疮疡，_____。辛行
温通，为_____之要药。

4._____。

【用法】煎服，5～15g。____增强活血，当归身____，
当归尾____，全当归_____。

【使用注意】_____、_____忌服。

熟地黄

【性味归经】甘，微温。归__、__经。

【功效】补血____，_____。

【应用】

1.血虚诸证。为_____之要药。

2._____。为_____之要药。

【用法用量】煎服，10～30g。

【使用注意】_____、_____、_____忌服；重
用久服，宜与____、____等同用。

当　归

【性味归经】甘、辛，温。归肝、心、脾经。

【功效】补血调经，活血止痛，润肠通便。

【应用】

1. 血虚诸证。为补血圣药。

2. 血虚血瘀，月经不调，痛经，经闭。为妇科补血调经的要药。

3. 虚寒性腹痛，跌打损伤，痈疽疮疡，风寒痹痛。辛行温通，为活血行气之要药。

4. 血虚肠燥便秘。

【用法】煎服，5～15g。酒炒增强活血，当归身补血，当归尾活血，全当归和血（补血活血）。

【使用注意】湿盛中满、大便泄泻者忌服。

熟地黄

【性味归经】甘，微温。归肝、肾经。

【功效】补血养阴，填精益髓。

【应用】

1. 血虚诸证。为养血补虚之要药。

2. 肝肾阴虚诸证。为补肾阴之要药。

【用法用量】煎服，10～30g。

【使用注意】气滞痰多、脘腹胀痛、食少便溏者忌服；重用久服，宜与陈皮、砂仁等同用。

白 芍

【性味归经】苦、酸，微寒。归肝、脾经。

【功效】养血敛阴，_____，_____。

【应用】

1. 肝血亏虚，_____。

2. 肝脾不和，_____，四肢挛急疼痛。

3. 肝阳上亢。

此外，本品敛阴止汗，与____同用可调和营卫。

【使用注意】_____禁用。反____。

阿 胶

【性味归经】甘，平。归肺、肝、肾经。

【功效】补血，滋阴，____，____。

【应用】

1. _____。为血肉有情之品，甘平质润，为____的要药。善治_____。

2. 出血证。为____要药。对____而兼____、____者尤为适宜。

3. _____。

4. 热病伤阴，心烦失眠；阴虚风动，手足瘛疭。

【用法】5 ～ 15g，开水或黄酒化服，入汤剂烊化冲服。

【使用注意】_____慎用。

白 芍

【性味归经】苦、酸，微寒。归肝、脾经。

【功效】养血敛阴，柔肝止痛，平抑肝阳。

【应用】

1.肝血亏虚，月经不调。

2.肝脾不和，胸胁脘腹疼痛，四肢挛急疼痛。

3.肝阳上亢，头痛眩晕。

此外，本品敛阴止汗，与桂枝同用可调和营卫。

【使用注意】阳衰虚寒之证禁用。反藜芦。

阿 胶

【性味归经】甘，平。归肺、肝、肾经。

【功效】补血，滋阴，润肺，止血。

【应用】

1.血虚诸证。为血肉有情之品，甘平质润，为补血的要药。善治血虚出血证。

2.出血证。为止血要药。对出血而兼阴虚、血虚者尤为适宜。

3.肺阴虚燥咳。

4.热病伤阴，心烦失眠；阴虚风动，手足瘛疭。

【用法】5～15g，开水或黄酒化服，入汤剂烊化冲服。

【使用注意】脾胃虚弱者慎用。

何首乌

【性味归经】甘、涩，微温。归肝、肾经。
【功效】制用：补益精血，_____；生用：____，
____，_____。
【应用】
1.精血亏虚，_____，_____，腰膝酸软。
2.____，痈疽瘰疬，_____。

龙眼肉

【功效】_____，养血____。
【应用】思虑过度，_____，惊悸怔忡，_____。

何首乌

【性味归经】甘、涩，微温。归肝、肾经。

【功效】制用：补益精血，固肾乌须；生用：解毒，截疟，润肠通便。

【应用】

1.精血亏虚，头晕眼花，须发早白，腰膝酸软。

2.久疟，痈疽瘰疬，肠燥便秘。

龙眼肉

【功效】补益心脾，养血安神。

【应用】思虑过度，劳伤心脾，惊悸怔忡，失眠健忘。

第四节 补阴药

北沙参

【性味归经】甘、微苦，微寒。归__、__经。

【功效】养阴____，_____。

【应用】

1._____。

2._____。

【使用注意】反____。

南沙参

【功效】养阴____，_____，____，____。

百 合

【功效】养阴____，_____。

【应用】

1.____，劳嗽咯血。

2.阴虚有热之_____，百合病心肺阴虚内热证。

北沙参

【性味归经】甘、微苦，微寒。归肺、胃经。
【功效】养阴清肺，益胃生津。
【应用】
1. 肺阴虚证。
2. 胃阴虚证。
【使用注意】反藜芦。

南沙参

【功效】养阴清肺，益胃生津，补气，化痰。

百　合

【功效】养阴润肺，清心安神。
【应用】
1. 阴虚燥咳，劳嗽咯血。
2. 阴虚有热之失眠心悸，百合病心肺阴虚内热证。

麦 冬

【性味归经】甘、微苦，微寒。归胃、肺、心经。

【功效】养阴____，_____，_____。

【应用】

1._____。

2._____。

3._____。

天 冬

【功效】养阴润燥，_____。

【应用】

1._____。

2._____。

3.热病伤津之_____、____及肠燥便秘。

石 斛

【功效】_____，滋阴____。

【应用】

1._____。

2.热病伤津证。

3._____。

麦　冬

【性味归经】甘、微苦，微寒。归胃、肺、心经。
【功效】养阴润肺，益胃生津，清心除烦。
【应用】
1. 胃阴虚证。
2. 肺阴虚证。
3. 心阴虚证。

天　冬

【功效】养阴润燥，清肺生津。
【应用】
1. 肺阴虚证。
2. 肾阴虚证。
3. 热病伤津之食欲不振、口渴及肠燥便秘。

石　斛

【功效】益胃生津，滋阴清热。
【应用】
1. 胃阴虚证。
2. 热病伤津证。
3. 肾阴虚证。

玉　竹

【功效】养阴润燥，_____。

【应用】

1._____。

2._____。

3. 热伤心阴，_____，惊悸。

黄　精

【功效】____养阴，____，____，____。

枸杞子

【功效】滋补____，_____。

【应用】_____，_____。

墨旱莲

【功效】滋补____，_____。

女贞子

【功效】滋补____，_____。

桑　椹

【性味与归经】甘、酸，寒。归心、肝、肾经。

【功效】滋阴____，_____。

【应用】肝肾阴虚，_____，心悸失眠，_____，津伤口渴，_____，肠燥便秘。

玉 竹

【功效】养阴润燥，生津止渴。
【应用】
 1.肺阴虚证。
 2.胃阴虚证。
 3.热伤心阴，烦热多汗，惊悸。

黄 精

【功效】补气养阴，健脾，润肺，益肾。

枸杞子

【功效】滋补肝肾，益精明目。
【应用】肝肾阴虚，早衰。

墨旱莲

【功效】滋补肝肾，凉血止血。

女贞子

【功效】滋补肝肾，乌须明目。

桑 椹

【性味与归经】甘、酸，寒。归心、肝、肾经。
【功效】滋阴补血，生津润燥。
【应用】肝肾阴虚，眩晕耳鸣，心悸失眠，须发早白，津伤口渴，内热消渴，肠燥便秘。

龟 甲

【性味归经】甘，寒。归肾、肝、心经。

【功效】滋阴潜阳，＿＿＿＿＿＿＿＿，＿＿＿＿＿＿＿＿。

【应用】

1.阴虚阳亢，＿＿＿＿＿＿＿＿，虚风内动。

2.＿＿＿＿＿＿＿＿，囟门不合。

3.阴虚血亏，＿＿＿＿，＿＿＿＿，健忘。

此外，本品能止血，可治阴虚血热，冲任不固之＿＿

＿＿、＿＿＿＿＿＿＿＿。

【用法】煎服，9～24g，＿＿＿。＿＿＿＿＿＿＿后，更容易煎出有效成分，并除去腥气，便于服用。

鳖 甲

【性味归经】甘、咸，寒。归肝、肾经。

【功效】滋阴潜阳，＿＿＿＿＿＿＿＿，＿＿＿＿＿＿＿＿。

【应用】

1.＿＿＿＿＿＿＿＿。

2.＿＿＿＿＿＿＿＿。

【用法】煎服，9～24g，＿＿＿。＿＿＿＿＿＿＿后，有效成分更容易煎出，并可除去其腥气，易于粉碎，方便服用。

鳖甲+龟甲

龟 甲

【性味归经】甘，寒。归肾、肝、心经。

【功效】滋阴潜阳，益肾健骨，养血补心。

【应用】

1. 阴虚阳亢，阴虚内热，虚风内动。

2. 肾虚骨痿，囟门不合。

3. 阴虚血亏，惊悸，失眠，健忘。

此外，本品能止血，可治阴虚血热，冲任不固之崩漏、月经过多。

【用法】煎服，9～24g，先煎。砂烫醋淬后，更容易煎出有效成分，并除去腥气，便于服用。

鳖 甲

【性味归经】甘、咸，寒。归肝、肾经。

【功效】滋阴潜阳，退热除蒸，软坚散结。

【应用】

1. 肝肾阴虚证。

2. 癥瘕积聚。

【用法】煎服，9～24g，先煎。砂烫醋淬后，有效成分更容易煎出，并可除去其腥气，易于粉碎，方便服用。

药名	功效
人参	
党参	
黄芪	
白术	
甘草	
西洋参	
太子参	
山药	
白扁豆	
大枣	
刺五加	
绞股蓝	
红景天	
沙棘	

药名	功效
鹿茸	
淫羊藿	
巴戟天	
仙茅	
杜仲	
续断	
菟丝子	
紫河车	
补骨脂	
冬虫夏草	
肉苁蓉	
锁阳	
益智仁	
沙苑子	
蛤蚧	
核桃仁	

药名	功效
当归	
熟地黄	
白芍	
阿胶	
何首乌	
龙眼肉	

药名	功效
北沙参	
南沙参	
麦冬	
天冬	
百合	
石斛	
玉竹	
枸杞子	
女贞子	
龟甲	
鳖甲	
黄精	
墨旱莲	
桑椹	

第十八章　收涩药

第一节　固表止汗药

麻黄根

【功效】固表止汗。

第二节　敛肺涩肠药

五味子

【性味归经】酸、甘，温。归肺、心、肾经。
【功效】收敛固涩，_____，_____。
【应用】
1._____。上敛肺气，下滋肾阴，为治_____
之要药。
2.____，盗汗。
3._____。
4. 久泻不止。
5._____，消渴。
6.____，____，多梦。

麻黄根

【功效】固表止汗。

五味子

【性味归经】酸、甘，温。归肺、心、肾经。

【功效】收敛固涩，益气生津，补肾宁心。

【应用】

1. 久咳虚喘。上敛肺气，下滋肾阴，为治久咳虚喘之要药。

2. 自汗，盗汗。

3. 遗精滑精。

4. 久泻不止。

5. 津伤口渴，消渴。

6. 心悸，失眠，多梦。

乌　梅

【性味归经】酸、涩，平。归肝、脾、____、____经。
【功效】敛肺止咳，涩肠止泻，_____，_____。
【应用】
1._____。
2._____。
3. 蛔厥腹痛，呕吐。
4._____。
此外，____固冲止漏，治崩漏、便血；外敷_____，
_____、头疮等。

五倍子

【功效】敛肺_____，_____，涩肠止泻，_____，
收敛____，_____。

诃　子

【功效】涩肠止泻，敛肺止咳，_____。
【应用】
1.____，久痢。
2.____，失音。
【用法】煎服，3～10g。煨制
_____，生用_____、_____。

乌梅

乌 梅

【性味归经】酸、涩，平。归肝、脾、肺、大肠经。

【功效】敛肺止咳，涩肠止泻，安蛔止痛，生津止渴。

【应用】

1. 肺虚久咳。

2. 久泻久痢。

3. 蛔厥腹痛，呕吐。

4. 虚热消渴。

此外，炒炭固冲止漏，治崩漏、便血；外敷消疮毒，治胬肉、头疮等。

五倍子

【功效】敛肺降火，止咳止汗，涩肠止泻，固精止遗，收敛止血，收湿敛疮。

诃 子

【功效】涩肠止泻，敛肺止咳，利咽开音。

【应用】

1. 久泻，久痢。

2. 久咳，失音。

【用法】煎服，3～10g。煨制涩肠止泻，生用敛肺清热、利咽开音。

肉豆蔻

【功效】涩肠止泻，_____。

【应用】

1.虚泻，冷痢。

2._____，食少呕吐。

【用法用量】煎服，3～9g；入丸、散服，每次0.5～1g。煨制。

【使用注意】_____忌用。

赤石脂

【功效】涩肠止泻，收敛____，_____。

【用法用量】煎服，10～20g。外用适量，研细末撒患处或调敷。

【使用注意】_____忌服，____慎用。畏____。

罂粟壳

【性味归经】酸、涩，平；____。归肺、大肠、肾经。

【功效】涩肠止泻，敛肺止咳，____。

【应用】

1.____，久痢。

2._____。

3.____，腹痛，筋骨疼痛。

【用法用量】煎服，3～6g。____蜜炙用，_____醋炒用。

【使用注意】本品过量或持续服用易成瘾。咳嗽或泻痢初起邪实者忌用。

肉豆蔻

【功效】涩肠止泻，温中行气。

【应用】

1. 虚泻，冷痢。

2. 胃寒胀痛，食少呕吐。

【用法用量】煎服，3～9g；入丸、散服，每次 0.5～1g。煨制。

【使用注意】湿热泻痢者忌用。

赤石脂

【功效】涩肠止泻，收敛止血，敛疮生肌。

【用法用量】煎服，10～20g。外用适量，研细末撒患处或调敷。

【使用注意】湿热积滞泻痢忌服，孕妇慎用。畏官桂。

罂粟壳

【性味归经】酸、涩，平；有毒。归肺、大肠、肾经。

【功效】涩肠止泻，敛肺止咳，止痛。

【应用】

1. 久泻，久痢。

2. 肺虚久咳。

3. 胃痛，腹痛，筋骨疼痛。

【用法用量】煎服，3～6g。止咳蜜炙用，止泻、止痛醋炒用。

【使用注意】本品过量或持续服用易成瘾。咳嗽或泻痢初起邪实者忌用。

禹余粮

【性味归经】甘、涩，平。归胃经。

【功效】涩肠止泻，_____，____。

【应用】

1.久泻，久痢。

2.____，便血。

3.____。

【用法用量】煎服，10～20g，先煎；或入丸散。

【使用注意】孕妇慎用。

石榴皮

【性味归经】酸、涩，温。归大肠经。

【功效】涩肠止泻，____，_____。

【应用】

1.久泻，久痢。

2._____。

3.____，便血。

此外，本品尚有____、____作用，亦可用于遗精、带下等。

禹余粮

【性味归经】甘、涩，平。归胃经。

【功效】涩肠止泻，收敛止血，止带。

【应用】

1. 久泻，久痢。

2. 崩漏，便血。

3. 带下。

【用法用量】煎服，10～20g，先煎；或入丸散。

【使用注意】孕妇慎用。

石榴皮

【性味归经】酸、涩，温。归大肠经。

【功效】涩肠止泻，杀虫，收敛止血。

【应用】

1. 久泻，久痢。

2. 虫积腹痛。

3. 崩漏，便血。

此外，本品尚有涩精、止带作用，亦可用于遗精、带下等。

第三节 固精缩尿止带药

山茱萸

【性味归经】酸、涩，微温。归肝、肾经。

【功效】_____，收敛固涩。

【应用】

1._____，头晕耳鸣，阳痿。为_____之要药。

2._____，遗尿尿频。为_____的要药。

3.____，月经过多。

4. 大汗不止，体虚欲脱。为_____之要药。

此外，亦治____。

桑螵蛸

【性味归经】甘、咸，平。归肝、肾经。

【功效】固精缩尿，_____。

【应用】

1._____，遗尿尿频，白浊。

2._____。

【使用注意】_____、_____、_____忌用。

金樱子

【功效】固精缩尿_____，涩肠止泻。

山茱萸

【性味归经】酸、涩，微温。归肝、肾经。

【功效】补益肝肾，收敛固涩。

【应用】

1.腰膝酸软，头晕耳鸣，阳痿。为平补阴阳之要药。

2.遗精滑精，遗尿尿频。为固精止遗的要药。

3.崩漏，月经过多。

4.大汗不止，体虚欲脱。为防元气虚脱之要药。

此外，亦治消渴。

桑螵蛸

【性味归经】甘、咸，平。归肝、肾经。

【功效】固精缩尿，补肾助阳。

【应用】

1.遗精滑精，遗尿尿频，白浊。

2.肾虚阳痿。

【使用注意】阴虚多火、膀胱有热、小便赤数者忌用。

金樱子

【功效】固精缩尿止带，涩肠止泻。

海螵蛸

【功效】固精止带，_____，_____，_____。
【应用】
1._____，带下。
2._____，_____，便血及外伤出血。
3._____。
4._____，_____，溃疡不敛。

莲　子

【功效】固精止带，_____，_____。
【应用】滑精遗精，带下，_____，_____，_____。

芡　实

【功效】益肾固精，_____，_____。
【应用】
1. 遗精滑精。
2._____。
3._____。

椿　皮

【功效】_____，收敛止带，止泻，_____。

覆盆子

【性味归经】甘、酸、微温。入肝、肾经。
【功效】固精缩尿，_____。
【应用】
1._____，遗尿尿频。
2. 肝肾不足，_____。

海螵蛸

【功效】固精止带，收敛止血，制酸止痛，收湿敛疮。
【应用】
1. 遗精，带下。
2. 崩漏，吐血，便血及外伤出血。
3. 胃痛吐酸。
4. 湿疮，湿疹，溃疡不敛。

莲　子

【功效】固精止带，补脾止泻，益肾养心。
【应用】滑精遗精，带下，脾虚泄泻，心悸，失眠。

芡　实

【功效】益肾固精，健脾止泻，除湿止带。
【应用】
1. 遗精滑精。
2. 脾虚久泻。
3. 带下。

椿　皮

【功效】清热燥湿，收敛止带，止泻，止血。

覆盆子

【性味归经】甘、酸，微温。入肝、肾经。
【功效】固精缩尿，益肝肾明目。
【应用】
1. 遗精滑精，遗尿尿频。
2. 肝肾不足，目暗不明。

药名	功效
麻黄根	

药名	功效
五味子	
乌梅	
五倍子	
诃子	
肉豆蔻	
赤石脂	
罂粟壳	
禹余粮	
石榴皮	

药名	功效
山茱萸	
桑螵蛸	
金樱子	
海螵蛸	
莲子	
芡实	
椿皮	
覆盆子	

第十九章　涌吐药

常　山

【性味归经】苦、辛，寒；____。归肺、心、肝经。

【功效】涌吐痰涎，____。

【应用】

1. 胸中痰饮证。

2. ____。

【用法用量】煎服，4.5～9g；入丸、散酌减。____可生用，____宜酒制。治疗疟疾宜在寒热发作前半天或2小时服用，并配伍陈皮、半夏等减轻其致吐的副作用。

【使用注意】本品有毒，且能催吐，故用量_____，体虚者及孕妇慎用。

瓜　蒂

【性味归经】苦，寒；____。归胃经。

【功效】涌吐痰食，_____。

【应用】

1. ____、_____，食物中毒。

2. _____。

【用法用量】煎服，2.5～5g；入丸、散服，每次0.3～1g。外用适量，研末吹鼻，待鼻中流出黄水即可停药。

【使用注意】____、吐血、咳血、胃弱、____及上部无实邪者忌用。

常　山

【性味归经】苦、辛，寒；有毒。归肺、心、肝经。

【功效】涌吐痰涎，截疟。

【应用】

1. 胸中痰饮证。

2. 疟疾。

【用法用量】煎服，4.5～9g；入丸、散酌减。涌吐可生用，截疟宜酒制用。治疗疟疾宜在寒热发作前半天或2小时服用，并配伍陈皮、半夏等减轻其致吐的副作用。

【使用注意】本品有毒，且能催吐，故用量不宜过大，体虚者及孕妇慎用。

瓜　蒂

【性味归经】苦，寒；有毒。归胃经。

【功效】涌吐痰食，祛湿退黄。

【应用】

1. 风痰、宿食停滞，食物中毒。

2. 湿热黄疸。

【用法用量】煎服，2.5～5g；入丸、散服，每次0.3～1g。外用适量，研末吹鼻，待鼻中流出黄水即可停药。

【使用注意】体虚、吐血、咳血、胃弱、孕妇及上部无实邪者忌用。

胆 矾

【性味归经】酸、涩、辛，寒；＿＿＿。归肝、胆经。

【功效】涌吐痰涎，＿＿＿＿，＿＿＿＿。

【应用】

1.＿＿，＿＿，误食毒物。

2.＿＿＿＿，口疮，牙疳。

3.＿＿，疮疡。

【用法用量】温水化服，0.3～0.6g。外用适量，煅后研末撒或调敷，或以水溶化后外洗。

【使用注意】体虚者忌用。

胆 矾

【性味归经】酸、涩、辛，寒；有毒。归肝、胆经。

【功效】涌吐痰涎，解毒收湿，祛腐蚀疮。

【应用】

1.喉痹，癫痫，误食毒物。

2.风眼赤烂，口疮，牙疳。

3.胬肉，疮疡。

【用法用量】温水化服，0.3～0.6g。外用适量，煅后研末撒或调敷，或以水溶化后外洗。

【使用注意】体虚者忌用。

药名	功效
常山	
瓜蒂	
胆矾	

第二十章　攻毒杀虫止痒药

雄　黄

【功效】解毒，杀虫，_____。

【应用】

1._____，_____，蛇虫咬伤。

2.小儿喘满咳嗽，疟疾。

【用法用量】外用适量，研末香油调搽或烟熏。内服_____，入丸、散。

【使用注意】内服宜慎，不可久服。外用不宜大面积涂擦或长期持续使用。忌____，____。____禁用。

硫　黄

【功效】外用解毒杀虫____，内服_____。

【应用】

1.外用治____，____，阴疽疮疡。

2.内服治____，_____，虚寒便秘。

白　矾

【功效】外用解毒杀虫，_____；内服____，____，____。

雄 黄

【功效】解毒，杀虫，祛痰截疟。

【应用】

1. 痈肿疔疮，湿疹疥癣，蛇虫咬伤。

2. 小儿喘满咳嗽，疟疾。

【用法用量】外用适量，研末香油调搽或烟熏。内服 0.05～0.1g，入丸、散。

【使用注意】内服宜慎，不可久服。外用不宜大面积涂擦或长期持续使用。忌火煅，煅后有剧毒。孕妇禁用。

硫 黄

【功效】外用解毒杀虫止痒，内服补火助阳通便。

【应用】

1. 外用治疥癣，湿疹，阴疽疮疡。

2. 内服治阳痿，虚喘冷虚，虚寒便秘。

白 矾

【功效】外用解毒杀虫，燥湿止痒；内服止血，止泻，化痰。

蛇床子

【功效】杀虫止痒，_____，_____。

蟾　酥

【功效】解毒，____，_____。

【用法用量】内服 0.015 ～ 0.03g，研细，多入丸、散用。外用适量。

【使用注意】有____，内服切勿过量。外用不可____。____忌用。

土荆皮

【性味归经】辛，温；____。归肺、脾经。

【功效】杀虫，____。

【应用】

1.____，手足癣，头癣。

2. 湿疹，____，_____。

【用法用量】外用适量，_____浸涂擦，或研末调涂患处。

【使用注意】只供外用，不可____。

蛇床子

【功效】杀虫止痒，燥湿祛风，温肾壮阳。

蟾 酥

【功效】解毒，止痛，开窍醒神。

【用法用量】内服 0.015～0.03g，研细，多入丸、散用。外用适量。

【使用注意】有毒，内服切勿过量。外用不可入目。孕妇忌用。

土荆皮

【性味归经】辛，温。有毒。归肺、脾经。

【功效】杀虫，止痒。

【应用】

1. 体癣，手足癣，头癣。

2. 湿疹，皮炎，皮肤瘙痒。

【用法用量】外用适量，酒或醋浸涂擦，或研末调涂患处。

【使用注意】只供外用，不可内服。

大 蒜

【性味归经】辛，温。归脾、胃、肺经。

【功效】解毒杀虫，＿＿＿，＿＿＿。

【应用】

1.＿＿＿＿＿，疥癣。

2. 痢疾，＿＿＿，肺痨，＿＿＿。

3. 钩虫病，蛲虫病。治＿＿＿＿＿可将大蒜捣烂，加茶油少许，睡前涂于＿＿＿＿周围。

此外，大蒜还能健脾温胃，用治＿＿＿＿＿，＿＿＿＿＿或饮食不消。

【用法用量】外用适量，捣敷，切片擦或隔蒜灸。内服 5～10g，或生食，或制成糖浆服。

【使用注意】外服可引起皮肤＿＿＿、＿＿＿甚至＿＿＿，故不可敷之过久。＿＿＿＿＿及有目、舌、喉、口齿诸疾不宜服用。孕妇忌＿＿＿用。

大 蒜

【性味归经】辛，温。归脾、胃、肺经。

【功效】解毒杀虫，消肿，止痢。

【应用】

1.痈肿疔毒，疥癣。

2.痢疾，泄泻，肺痨，顿咳。

3.钩虫病，蛲虫病。治蛲虫病可将大蒜捣烂，加茶油少许，睡前涂于肛门周围。

此外，大蒜还能健脾温胃，用治脘腹冷痛，食欲减退或饮食不消。

【用法用量】外用适量，捣敷，切片擦或隔蒜灸。内服 5～10g，或生食，或制成糖浆服。

【使用注意】外服可引起皮肤发红、灼热甚至起泡，故不可敷之过久。阴虚火旺及有目、舌、喉、口齿诸疾不宜服用。孕妇忌灌肠用。

药名	功效
雄黄	
硫黄	
白矾	
蛇床子	
蟾酥	
土荆皮	
大蒜	

第二十一章　拔毒化腐生肌药

砒　石

【功效】外用攻毒杀虫，＿＿＿＿＿＿＿；内服＿＿＿＿＿＿，
＿＿＿。

【用法用量】外用适量，研末撒敷，宜作复方散剂或
入膏药、药捻用。内服每次 0.002～0.004g，入丸、散。

【使用注意】本品有＿＿＿，内服宜慎；外用应＿＿＿＿＿。
不可作＿＿＿服用。＿＿＿忌服。忌

炉甘石

【功效】解毒＿＿＿＿＿＿＿，＿＿＿＿＿＿＿＿＿＿。
【使用注意】宜＿＿＿后用。

硼　砂

【功效】外用＿＿＿解毒，内服＿＿＿＿＿＿＿＿。

【用法用量】外用适量，研极细粉末撒或调敷患处，
或化水含漱。内服每次 1.5～3g，入丸、散。

红　粉

【性味归经】辛，热；＿＿＿＿。归肺、脾经。
【功效】拔毒，除脓，去腐，生肌。
【应用】＿＿＿＿＿＿，＿＿＿＿＿＿＿，一切＿＿＿＿＿＿＿，肉暗紫
黑，＿＿＿＿＿＿，窦道瘘管，脓水淋漓，＿＿＿＿＿＿＿。

【使用注意】本品有毒，只可外用，不可内服；外用
亦不宜久用；＿＿＿禁用。

砒 石

【功效】外用攻毒杀虫，蚀疮祛腐；内服祛痰平喘，截疟。

【用法用量】外用适量，研末撒敷，宜作复方散剂或入膏药、药捻用。内服每次 0.002～0.004g，入丸、散。

【使用注意】本品有剧毒，内服宜慎；外用应防局部吸收中毒。不可作酒剂服用。孕妇忌服。忌火煅。

炉甘石

【功效】解毒明目退翳，收湿止痒敛疮。

【使用注意】宜炮制后用。

硼 砂

【功效】外用清热解毒，内服清肺化痰。

【用法用量】外用适量，研极细粉末撒或调敷患处，或化水含漱。内服每次 1.5～3g，入丸、散。

红 粉

【性味归经】辛，热；有大毒。归肺、脾经。

【功效】拔毒，除脓，去腐，生肌。

【应用】痈疽疔疮，梅毒下疳，一切恶疮，肉暗紫黑，腐肉不去，窦道瘘管，脓水淋漓，久不收口。

【使用注意】本品有毒，只可外用，不可内服；外用亦不宜久用；孕妇禁用。

铅 丹

【性味归经】辛，微寒；有毒。归心、肝经。

【功效】拔毒生肌，杀虫止痒。

【应用】外用治＿＿＿＿＿＿，＿＿＿＿＿＿，＿＿＿，狐臭，酒齄鼻。

【用法用量】外用适量，研末撒布或熬膏贴敷。内服每次 0.3 ～ 0.6g，入丸、散服。

【使用注意】本品有毒，用之不当可引起＿＿＿＿＿＿，宜慎用；不可持续使用以防＿＿＿＿＿＿。

轻 粉

【性味归经】辛，寒；＿＿＿。归大肠、小肠经。

【功效】外用攻毒＿＿＿＿，＿＿＿。内服＿＿＿＿＿＿。

【应用】

1.外用治＿＿＿＿＿＿，＿＿＿＿＿＿，＿＿＿，酒齄鼻，梅毒下疳。

2.内服治＿＿＿＿＿＿，二便不利。

【用法用量】外用适量，研末调涂或干掺，制膏外贴。内服每次 0.1 ～ 0.2g，入丸、散服。

【使用注意】本品有毒（可致＿＿＿＿＿＿），内服宜慎，且服后应＿＿＿＿＿。体虚者及＿＿＿忌服。

铅 丹

【性味归经】辛，微寒；有毒。归心、肝经。

【功效】拔毒生肌，杀虫止痒。

【应用】外用治疮疡溃烂，湿疹瘙痒，疥癣，狐臭，酒齇鼻。

【用法用量】外用适量，研末撒布或熬膏贴敷。内服每次 0.3～0.6g，入丸、散服。

【使用注意】本品有毒，用之不当可引起铅中毒，宜慎用；不可持续使用以防蓄积中毒。

轻 粉

【性味归经】辛，寒；有毒。归大肠、小肠经。

【功效】外用攻毒杀虫，敛疮。内服逐水通便。

【应用】

1. 外用治疮疡溃烂，疥癣瘙痒，湿疹，酒齇鼻，梅毒下疳。

2. 内服治水肿胀满，二便不利。

【用法用量】外用适量，研末调涂或干掺，制膏外贴。内服每次 0.1～0.2g，入丸、散服。

【使用注意】本品有毒（可致汞中毒），内服宜慎，且服后应漱口。体虚者及孕妇忌服。

药名	功效
砒石	
炉甘石	
硼砂	
红粉	
铅丹	
轻粉	